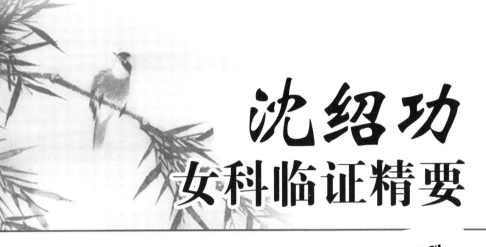

沈绍功
女科临证精要

主　审　沈绍功

主　编　韩学杰　沈　宁

副主编　贾海骅　王丽颖　刘兴方　刘大胜

编　委　（按姓氏笔画排序）

丁京生　于　潇　王　凤　王　浩

王　蕾　王再贤　司鹏飞　孙占山

杨金生　李成卫　李海玉　连智华

吴　鹏　余　军　谷继顺　谷瑞华

张　晗　张印生　张治国　罗增刚

徐慧颖　崔叶敏　尉万春　强天遥

人民卫生出版社

图书在版编目（CIP）数据

沈绍功女科临证精要 / 韩学杰，沈宁主编. —北京：人民卫生出版社，2015

ISBN 978-7-117-21759-0

Ⅰ. ①沈… Ⅱ. ①韩…②沈… Ⅲ. ①中医妇科学 – 临床医学 – 经验 – 中国 – 现代 Ⅳ. ①R271.1

中国版本图书馆 CIP 数据核字（2015）第 270795 号

| 人卫社官网 | www.pmph.com | 出版物查询，在线购书 |
| 人卫医学网 | www.ipmph.com | 医学考试辅导，医学数据库服务，医学教育资源，大众健康资讯 |

沈绍功女科临证精要

主　　编：韩学杰　沈　宁

出版发行：人民卫生出版社（中继线 010-59780011）

地　　址：北京市朝阳区潘家园南里 19 号

邮　　编：100021

E - mail：pmph @ pmph.com

购书热线：010-59787592　010-59787584　010-65264830

印　　刷：三河市博文印刷有限公司

经　　销：新华书店

开　　本：710×1000　1/16　印张：10

字　　数：185 千字

版　　次：2016 年 1 月第 1 版　2024 年 2 月第 1 版第 12 次印刷

标准书号：ISBN 978-7-117-21759-0/R・21760

定　　价：29.00 元

打击盗版举报电话：**010-59787491　E-mail：WQ @ pmph.com**
（凡属印装质量问题请与本社市场营销中心联系退换）

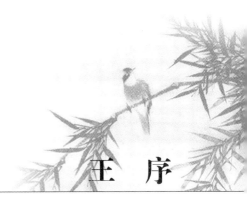

王 序

中医学是以自然哲学引领的生命科学与人文科学双重属性的学科。传承是继承发展中医学的一项重要内容,中医药传承重在传承基础上创新。首先要传承学术,王元化先生指出:要研究"有学术的思想,有思想的学术",中医学术思想的传承同样如此。其次要突出原创性,中医药学的发展,一直以创新为基础。传承学术,尤其应该重视挖掘原创思想。第三要体现继承性,因为"学术各有源流",继承,即所谓"站在巨人的肩膀上",如此才能更上一层楼。第四要保持学术的纯正性,既要传承师说,还要自出己意,保持原意,适度发挥,朝向创新目标多做有益工作。第五要重视实用性,医以活人,文以载道,中医学术传承应以致用为本。所谓"道不远人,以病者之身为宗师;名不苟得,以疗者之口为依据",切忌急功近利。

沈绍功是当代的中医学家、中医临床家,其沈氏女科至今绵延传承二十一代,历经六百多年的历史,以治疗女科及内科疾病见长,绍功先生为沈氏女科十九代传人,行医五十余年,沿袭先人经验,并不断推陈出新,在继承家学的基础上,将自己临床诊疗中的一些独具特色的理论见解,贯穿其中,形成自成体系的治疗规律。学生韩学杰博士为亲炙传人,跟随绍功先生学习十余年,成为沈氏女科第二十代传人,在绍功先生言传身教的指导下,通过对先生的治学方法、治学特点、成长道路、奋斗历程、学术思想进行系统总结与回顾,进而编纂《沈绍功女科临证精要》,这是首次对六百多年沈氏女科治疗女子疾病的理、法、方、药进行全面阐述,并附有绍功先生临证验案,融理论与实践于一体,冀望能够更为全面系统诠释与阐明沈绍功先生临证经验。

中医的薪火传承,吾辈应奉行孔子仁学倡导的"士当弘毅,任重而道远",企盼筚路蓝缕迎难而上,践行独立之精神,自由之思想,勤勉学习而不断积淀,组建积淀,敢于否定积淀使积淀常新,以慰绍功先生之培育。可望是书使沈氏女科进而推广辐射惠及民生。书稿即将付梓,邀我作序,谨志数语,乐观厥成。

中国工程院院士
中央文史馆馆员
中国中医科学院名誉院长
中国中医科学院中医临床基础医学研究所所长

王永炎

乙未仲秋

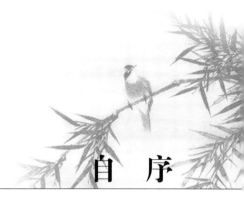

自 序

"沈氏女科"全称上海大场枸橘篱沈氏女科,自明初至今已传承21代,历经600余年之久。其名为"女科"者,即除不育外只治女性患者。传承到18世先父祥之先生沈氏女科不再局限于女性患者,发展成以妇、内科为主,涉及外、儿、肿瘤、肛肠、皮科、骨科、五官等各科,除了手法、手术之外,凡处方用药均予诊治。本人为沈氏女科第19代传人,自幼受世家的熏陶,从小侍奉祖父、父亲临证抄方,并开始研读中医典籍。我一生挚爱中医药事业,期望能为中医药的传承与发展贡献力量。

沈氏女科传承600余年的秘诀就是崇德重效,坚持中医的原生态,强调辨证论治和整体观念。临床诊病时,除望、闻、问、切四诊合参,更注重舌脉,故提出舌脉是中医的金标准,其中舌诊最为客观,可以"一锤定音",围绕"单元组合辨证论治法",将繁琐的诊病思路简单化、实用化,临床中易学可行,收效甚佳。同时,沈氏女科诊治疾病经验颇丰,有诸如"妇科温阳八法""不孕症家传五法"等堪称可信的取效"绝技"。为了进一步传承和发展家学,本人打破家族"传男不传女,传内不传外"的家规,广收弟子,希望沈氏女科可以救治更多患者。如今,20代弟子已有35人,其中儿子沈宁和弟子韩学杰博士通过国家人事部、卫计委、国家中医药管理局认定,成为我的学术继承人。2015年5月在沈氏女科临证经验学习班上招收后备传承人(第21代)26人,期望进一步使沈氏女科发扬光大,惠及更多民众。

本书通过"医论医话""方药心悟""验案举隅"三部分从理论、用药、临床三个方面介绍了沈氏女科治疗疾病的经验。另外,沈氏女科倡导不孕症的治疗应当注意男女同调,男性不育现在也已经成为夫妻不孕的重要原因之一,故本书第四、第五部分专列男性不育的理论及医案与大家探讨。当然,沈氏女

科绝非万能,不会"百发百中",临证中仍存有"死角"和诸多疑惑,有待于后世
去完善,去提高。

　　所幸弟子学杰不负众望,带领诸弟子勤于整理沈氏临证经验,编纂成书,
欣喜之余,谨志数语,师徒共勉之。书稿即将付梓之际,承蒙中央文史馆馆员、
中国工程院院士、学长王永炎教授赐序鼓励,深表谢忱!

沈绍功

乙未仲秋于京都崇厚堂

上海大场枸橘篱沈氏女科第十九代传人
中华中医药学会心病分会首届主任委员
第三批全国老中医药专家学术经验继承工作指导老师
国家中医药管理局沈氏女科流派工作室建设项目负责人
中国中医科学院中医临床基础医学研究所科学技术咨询委员会委员

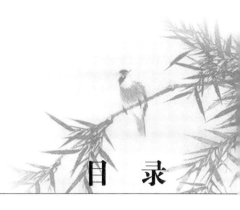

目　录

第一部分　医论医话

第二部分　方药心悟

第三部分 验案举隅

第四部分　男性不育医论

第五部分　男性不育验案

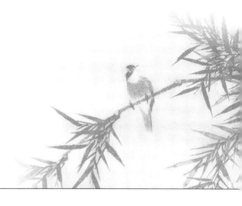

第一部分　医论医话

一、沈氏女科诊治特色与精华

沈氏女科全称"上海大场枸橘篱沈氏女科",始于明太祖朱元璋洪武年间(约公元1368年),传承至今,有二十一代之久,已逾六百余年,传承人达60余人,沈氏女科经久不衰的秘诀是重视医德,临证在巧,辨证要准,论治要活,用药贵专,注重反佐,给邪出路,适时扶正,旁通各科,广纳弟子,重在基层,厚德载物,使沈氏女科发扬光大,福泽百姓。

作为沈氏女科的学术继承人,我们认真研究其理论渊源和学术思想,寻找其方便法门,不难看出,其几大学术特色,与中医特色优势(整体观、恒动观、开放观、综合观)相吻合,以下分别论述。

(一)临证指导原则

1. 坚持整体观　整体观是关于事物和现象的完整性、统一性和关联性的认识。中医诊治疾病强调整体观,包括人体内脏和体表组织、器官的统一性,以及人与四时气候、地域环境等的整体统一。沈氏女科诊治妇科病症也首重整体观,强调审查患者的整体状态以及疾病不同发展阶段的具体证类,同时因时、因地、因人制宜。

如妇女外感发热,即使被检测出是同一种病菌感染,中医在诊治时也会具体分析患者个体的身体状况,依据望、闻、问、切四诊收集的资料进行辨证,证类不同则选用的方药亦异。在这个过程中,妇女是否处于经期对治疗方案和药物选择会有影响。

2. 坚持恒动观　运动是物质的存在形式及固有属性。世界上的各种现象都是物质运动的表现形式。运动是绝对的、永恒的;静止则是相对的、暂时的和局部的。简单说,人是变化的,病也是变化的。沈氏女科治疗妇科病症强调根据疾病的发展变化进行相应辨证,即使同一患者、同一疾病,也要区分疾病的发展阶段,动态进行辨证,辨别患者当下的证类而选择相应的治疗方案。如治疗妇女崩证,根据急则治标的原则,在出血不止时可以在辨证用药的基础上加大止血药的用量,血止之后,证情改变,就要根据变化的证类再给予相应治疗,而不能再一味止血。

3. **坚持开放观** 世界发展进入了信息化时代,开放是学科发展的要求。沈氏女科临证坚持开放观,主要表现在两个方面:中西医配合,现代和传统链接。

(1)中西医配合:中西医诊治疾病各有特色,沈氏女科在临证时发挥中西医特长,配合诊治。如沈老治疗不孕症,会参考患者的妇科检查结果,如果患有乳腺增生、卵巢囊肿、子宫肌瘤等,在选用中药治疗时会参照这些西医诊断结果,辨病与辨证治疗结合,以提高疗效。再如妇女有尿频、尿急、尿痛的症状,西医根据化验结果诊断为尿路感染,而中医诊断则是淋证,如用中医诊断易使患者产生歧义,会被误解为传染性疾病——淋病,此时就可以采用西医诊断,并选用相应中药进行治疗。另外,对于一些危重症患者,更要采取中西医配合的方法,积极采取西医的急救方案,以挽救生命。

(2)传统与现代链接:中医发展有悠久的历史,至今仍有许多名著中的名方在临床广泛采用。沈氏女科强调尊古但并不泥古,在继承的基础上加以发扬。如沈老临证治疗妇女更年期综合征常用桂枝龙牡汤,桂枝龙牡汤是张仲景《金匮要略》的方子,沈老在应用时会根据今人的体质和发病特点,去掉温补碍胃的生姜、大枣、甘草,即在扬弃的基础上运用经方。

4. **坚持综合观** 就是运用综合手段治疗疾病。沈氏女科治疗疾病强调多种方法配合综合治疗,包括汤药、针灸、外洗、丸散剂,同时重视意疗、体疗、食疗的配合,多种方法共用,促进疗效提高。

(二)辨证要准

沈老强调辨证要准是临床取效的关键,临证进行单元组合辨证,即根据舌脉和主症分为不同辨证单元,主症的确定要遵循精简的原则,要有独特性和针对性。如自汗和盗汗,理论上有"阳虚则自汗,阴虚则盗汗",但临床盗汗一症非但阴虚有之,阳虚也可见,这样的症状就不能列为主症。

沈老临证尤其强调"舍症从舌,一锤定音"。舌诊重在观舌苔和舌质。舌苔观其色,黄苔属热,白苔属寒。观其厚薄,厚苔属实,为痰湿或食阻;苔薄属正常、表证或虚证,为气、血、阴、阳之虚。观其润燥,润者属正常,阴津不伤,燥者为伤阴亏津。

舌质观其色,淡红色属正常,淡白色属气虚或阳虚,红色属阴虚或实火,绛色为热入营血,紫色为寒盛或瘀血,紫斑为瘀血。舌质观胖瘦,舌胖且伴齿痕舌或裙边舌,属阳虚证,瘦舌属阴虚证。

沈氏女科在辨治妇科疾病时,舌诊往往起到"一锤定音"的指导作用。比如闭经,苔薄调肾,选用加减二仙汤;舌红养肝,选用丹栀逍遥散;苔腻祛痰,选用加减温胆汤;苔白健脾,选用香砂六君丸;舌淡补血,选用当归补血汤;舌紫化瘀,选用桃红四物汤。又如崩漏,舌淡补气,选用补中益气汤;舌绛凉血,选用犀角地黄汤;舌紫化瘀,选用少腹逐瘀汤;舌红柔肝,选用柴胡四逆散;舌胖温阳,选用温经阳和汤。

(三)论治宜活

以证立法,以法论治,是谓常规,但为了提高疗效,论治应灵活,切忌刻板。比如胁痛一证,常法必以疏肝理气,一证一法,无可非议。但疏肝理气投之无效,何以应对?当有灵活之举。气滞必有血瘀,理气乏效,改用活血,所谓血行气畅;治肝乏效,投以健脾,所谓扶土抑木。由理气一法,衍出活血、健脾两法,法多效必佳,此乃活矣。

沈老有许多间接治疗的方法:如气虚者,依据血为气母,在补气药中佐以养血之品,加当归、生地、阿胶等;血亏者,依据气为血帅,在养血药中佐以补气之品,加生芪、党参、仙鹤草;阴中求阳,在温阳药中佐以滋阴的枸杞子、女贞子等;阳中求阴,在滋阴药中佐以温阳的蛇床子、补骨脂、鹿角霜等;肝旺时投扶土药炒白术、云苓、扁豆衣等,扶土以抑木;脾虚时投柔肝药当归、白芍、首乌等柔肝以健脾;便秘时投清肺药全瓜蒌、炙杷叶、葶苈子、桑白皮等,清肺以润肠;肺阴不足时投通便药草决明、桃仁、莱菔子、制大黄等通便以润肺;投泻肝药生栀子、黄芩、夏枯草等泻肝以润金;脾虚时,投益火温肾药仙灵脾、肉桂、生杜仲、补骨脂等益火以生土;肺气虚时,根据土生金,投补脾的党参、白术、云苓、扁豆等。在中医理论指导下,采取间接疗法,能明显提高疗效,这是论治宜活。

二、妇人虚证,调肾为要

补虚之法,历来有"健脾"与"补肾"之争。其同者均从"本"治。健脾者抓"后天之本",补肾者抓"先天之本"。其异者,健脾实质是调补气血,补肾者实质是调整阴阳。脾土属中焦,是脏腑生理活动的中枢,中焦运化正常,则承上启下、升清降浊、脏腑的生理活动就能平衡,正气由虚转旺,"邪不可干"。所以"健脾"派力主调补中焦脾土。但是补气养血之品,一者性温,易有热性炎上之虑,过量常服,致口干咽燥,甚则鼻衄躁烦;二者味腻,常有碍胃减纳之弊,过量常服,多致食纳下降,得不偿失。

肾脏属下焦,在五脏六腑中唯独肾脏有双性,既阴又阳,既水又火,是人体生命活动的原动力。脏腑的生理活动包括脾土的运化,全赖肾气的蒸化。肾阴不足,影响"肾藏精"的功能,使生长发育、生殖繁育失调,缺乏物质基础;肾阳衰弱影响"肾为气根"的功能,使脾土的运化能力、人体的温煦能力下降,缺乏生命动力,可见肾脏在人体中的主宰作用。补肾者必调阴阳,这比健脾更全面,而且可克服补气养血之品炎上和碍胃的两个弊端。

女性机体的生理状态,与机体一般的生理活动和一定年龄范围内的生殖活动息息相关。前者是指脏腑化生精、气、血、津、液,用以维持人体生命之需求,并为肾-天癸-冲任-胞宫生殖轴的功能成熟与稳定提供足够的物质基础;后者是指女性周期性、规律性的子宫出血及妊娠、分娩与哺乳的生理特点。而保证此两者能够正常进行的莫过于肾的作用,正如《素问·上古天真论》曰:"女子七岁,肾气盛,齿更发长;二七而天癸至,任脉通,太冲脉盛,月事以时下,故有子……七七任脉虚,太冲脉衰少,天癸竭,地道不通,故形坏而无子也。"

肾主藏精,为生命之本,元气之根,主宰人体生长发育和生殖,而胞络系于肾,故肾的功能失调可直接影响精血,导致天癸、冲任功能失调,而发生经、带、胎、产诸疾。肾阴包括肾精血与肾水。肾精血不足者,可致月经后期、月经过少、月经稀发、闭经、子烦、胎萎不长、不孕等。肾水不足者,则虚火妄动,引发月经先期、崩中漏下、经行吐衄、经行发热等。若肾阳不足,即命门火衰,则气化失常,上不能温煦脾阳,下不能温养胞宫(胞脉胞络),可出现经行泄泻、经行浮肿、妊娠肿胀、子满、胎萎不长、带下病、宫寒不孕等。由于阳损及阴,阴损及阳,久之阴阳互损。由此可见,肾的阴阳失调是妇科病根本所在,调理肾中阴阳是治疗妇女病的重要治则。通过调肾,使阳得阴生,阴得阳化,阴阳平衡,以维系女性的正常生理活动。

基于上述中医理论,沈老对于以五心烦热,腰膝酸软,舌净质红,脉细数为主症的肾阴虚者,治以"壮水之主,以制阳光",以杞菊地黄丸、左归饮为主方,生地为主药;对于以形寒腰酸,舌质淡胖,脉沉细为主症的肾阳虚者,治以"益火之源,以消阴翳",以肾气丸、右归饮为主方,蛇床子、补骨脂为主药。根据肾为水火之脏的特点,还注意"孤阴不生,独阳不长"的阴阳互根理论,遵循张介宾的提示:"善补阴者,必于阳中求阴,则阴得阳升而泉源不竭",滋阴药中佐加补骨脂、仙灵脾、菟丝子等;"善补阳者,必于阴中求阳,则阳得阴助而生化无穷",温阳药中佐加枸杞子、女贞子等。

滋阴巧配:①阴虚者多虚火上炎,应以壮水之品为主,少佐清降。如肾阴不足,肾水不能济上,心火偏亢所致经行口糜、经行失眠、妊娠心烦等,可选加知母、枣仁、远志、少量黄连、莲子心、肉桂;如阴不敛阳,阳失潜藏,阴虚阳亢证,可选加生牡蛎、生龟板、生鳖甲;肝阳上亢所致眩晕耳鸣,可选加菊花、草决明、珍珠母;肾水不足,肺失濡润所致的经行吐衄、妊娠咳嗽、妊娠失音等,选加紫菀、贝母、芦根、藕节等。②滋阴药每多碍胃,应佐开胃的陈皮、木香、砂仁之类,补而不滞。③肝肾同司下焦,肝藏血,肾藏精,精血相生,肝肾同源。肝肾又为冲任之本,肝肾同病,可影响冲任,冲任损伤,亦可涉及肝肾。因此滋肾养阴之品中,选加养肝之品,如枸杞子、女贞子、何首乌、白芍、当归等。

温阳慎用。温阳药力大,作用快,但副作用也大,务必对证。为防其伤津动血,用久煎法(先煎半小时)或反佐黄柏、知母、蒲公英之类。如有伤阴之虑,改温燥的桂附,代之温润的蛇床子、补骨脂、巴戟肉、肉苁蓉、仙灵脾等。

三、虚证分类及补法述要

中医的虚证多见于内伤杂病,又名"虚损"、"劳伤"。病久体弱为"虚",久虚不复为"损",虚损日久为"劳",此言其病位之深浅、病情之轻重。人称"杂病虚证十常八九",并不过分。

沈氏女科采用"单元组合式辨证分类法",以气血阴阳四个基本虚证和五脏定位主症共9个单元,加以组合,以此分类虚证舍繁从简,一目了然。

气虚证——苔薄白,舌质淡,脉沉细,气短促。

血虚证——舌质淡,脉细数,面㿠白,唇色淡。

阴虚证——苔净质红,脉细数,五心烦热。

阳虚证——苔薄白,质淡胖,脉沉细,尺部弱,形畏寒。

心主症——心悸;肝主症——胁痛;脾主症——肢倦;肺主症——咳喘;肾主症——腰酸。

妇科虚证补虚法共36则,分述如下:

补气法:适用于气短乏力,舌质淡,苔薄白,脉沉细的气虚证。主方是《太平惠民和剂局方》的四君子汤,主药是参类、炒白术、云苓、仙鹤草、扁豆衣。

益气升提法:适用于气短,苔薄白,脉细弱的中气下陷证,可见子宫脱垂、崩漏、慢性泄泻。主方是《脾胃论》的补中益气汤,主药是生芪、参类、升麻、柴胡、桔梗。

益气固表法:适用于气短,汗多,恶风,苔薄白,脉浮细的表虚证。主方是《世医得效方》的玉屏风散,主药是生芪、炒白术、防风、浮小麦、生牡蛎。

补益心脾法:适用于气短心悸,失眠,舌质淡嫩或淡红,苔薄白,脉沉细弱的心脾两虚证。主方是《济生方》的归脾汤,主药是生芪、当归、参类、云苓、龙眼肉、炒枣仁、鸡血藤。

补气摄血法:适用于气短乏力,舌淡苔白,脉细数气虚失血证,可见崩漏、月经先期、经间期出血。主方是《内外伤辨惑论》的当归补血汤,主药是生芪、当归、仙鹤草、生牡蛎。

补气固脱法:适用于产后大出血所致气微,肢厥面白,舌苍白,脉细微的气随血脱证。主方是《伤寒大全》的独参汤，主药一味人参重用100~300g浓煎顿服。

补心安神法：适用于气短心悸，心区隐痛，舌质淡，苔薄白，脉沉细的心气不足证。主方是《证治准绳》的养心汤，主药是参类、生芪、云苓、当归、柏子仁、炒枣仁、五味子。

补气行血法：适用于气短，胸痹，麻木，舌紫斑，苔薄白，脉细涩的气虚血瘀证。主方是《医林改错》的补阳还五汤，主药是重用生芪，生地、当归、川芎、赤芍、地龙、仙鹤草、鸡血藤。

补益心肺法：适用于妊娠心悸咳喘，气短胸憋，舌质淡，苔薄白，脉细数的心肺气虚证。主方是《博爱心鉴》的保元汤，主药是参类、生芪、北沙参、紫菀、百合、川贝。

补肺健脾法：适用于妊娠咳喘，气短，便溏，纳呆，舌质淡，苔薄白，脉沉细数的肺脾气虚证。主方是《医学正传》的六君子汤，主药是参类、炒白术、云苓、法半夏、陈皮、仙鹤草、木香。

补血法：适用于心悸，面白，唇淡，舌质淡，苔白，脉沉细小数的血虚证。主方是《太平惠民和剂局方》的四物汤，主药是生地、当归、白芍、仙鹤草、生芪。

养血安神法：适用于怔忡失眠，舌质淡，脉沉细的心血不足证。主方是《金匮要略》的酸枣仁汤，主药是生地、当归、炒枣仁、云苓、夜交藤、鸡血藤。

气血双补法：适用于气短心悸，乏力纳呆，舌质淡，苔白，脉沉细小数的气血两虚证。主方是《正体类要》的八珍汤，主药是参类、生芪、生地、当归、云苓、芍药、白术、生杜仲、黄精。

温经活血法：适用于腹痛且凉，经少经闭，舌质淡，苔薄白，脉沉细迟的寒客血脉证。主方是《金匮要略》的温经汤，主药是桂枝、白芍、当归、炮姜、艾叶、生山楂。

回阳救逆法：适用于面白冷汗，四肢厥冷，舌质淡胖，苔薄白，脉细微的阳气虚脱证。主方是《正体类要》的参附汤，主药是参类，附片、五味子、生龙牡。

增液生津法：适用于口干咽燥，舌质燥，苔薄，脉细数的津液亏虚证。主方是《温病条辨》的增液汤，主药是生地、麦冬、玄参、芦根、五味子。

滋阴安神法：适用于五心烦热，心悸失眠，舌质红，苔净，脉细数的心阴亏损证。主方是《摄生秘剖》的补心丹，主药是生地、天冬、麦冬、茯苓、丹参、炙远志、炒枣仁、柏子仁、当归。

滋阴润肺法：适用于五心烦热，咳喘腰酸，舌质红，苔净，脉沉细数的肺肾阴虚证。主方是《医方集解》的百合固金汤，主药是生地、麦冬、百合、川贝、当归、芍药、桔梗、生杜仲。

清肺润燥法：适用于干咳鼻燥，喘促口渴，舌质红少津，苔净，脉细数的燥邪犯肺证。主方是《医门法律》的清燥救肺汤，主药是麦冬、阿胶珠、生石膏、桑叶、炙杷叶、杏仁、北沙参。

滋养胃阴法：适用于口干喜冷饮，咽燥龈肿，胃痛嘈杂，舌红少苔，脉细数的胃阴不足证。主方是《温病条辨》的养胃汤，主药是麦冬、沙参、生地、玉竹、知母、生苡仁、乌梅、芦根。

滋补肝血法：适用于眩晕肢麻，震颤目干，经少失眠，舌淡，脉细的肝血不足证。主方是《医宗金鉴》的补肝汤，主药是生地、当归、白芍、炒枣仁、草决明、菊花、麦冬。

滋阴潜阳法：适用于眩晕眼花，腰酸失眠，舌质红，苔净，脉沉细数的肝肾阴虚证。主方是《医级》的杞菊地黄丸，主药是枸杞子、菊花、生地、黄精、泽泻、丹皮、川牛膝、川芎。

滋阴降火法：适用于五心烦热，眩晕耳鸣，口燥梦遗，潮热骨蒸，舌质红，苔净，脉沉细数的阴虚火旺证。主方是《医宗金鉴》的知柏地黄丸，主药是知母、黄柏、生地、黄精、泽泻、云苓、草决明、银柴胡。

滋补肾阴法：适用于腰酸腿软，五心烦热，舌质红，苔净，脉细沉数的肾阴不足证。主方是《小儿药证直诀》的六味地黄丸，主药是生地、黄精、山药、泽泻、生杜仲、女贞子。

交通心肾法：适用于腰酸失眠，心悸且烦，舌质红，苔净，脉沉细的心肾不交证。主方是《伤寒论》的黄连阿胶汤，主药是生地、麦冬、阿胶、黄连、炒枣仁、夜交藤、肉桂。

补肾益精法：适用于咳嗽潮热，形瘦劳倦，腰膝酸软，舌红少苔，或见裂纹，脉细弱的肾精空虚证。主方是《医方集解》的河车大造丸，主药是人参、生地、龟板、紫河车、生杜仲、黄柏、天冬。

补肾固摄法：适用于腰酸膝软，遗尿汗多，舌质淡红，苔净，脉细弱的肾气不摄证。主方是《济生方》的秘精丸，主药是生地、菟丝子、益智仁、生牡蛎、川断、补骨脂、芡实、桑螵蛸。

补肾纳气法：适用于腰酸喘促，短气汗出，舌质淡胖，苔白，脉沉细的肾不纳气证。主方是《济生方》的人参胡桃汤，主药是人参、补骨脂、巴戟肉、核桃仁、川牛膝、紫菀。

补益肺肾法：适用于咳喘腰酸，面赤呃逆，难卧咽干，舌红苔少，脉细数的肺肾气虚证。主方是《医宗己任篇》的都气丸，主药是五味子、生地、黄精、泽泻、云苓、丹皮、金银花。

温运脾阳法：适用于腹痛腹泻，食少懒言，四肢不温，舌质淡胖，苔白，脉沉细的脾阳不振证。主方是《伤寒论》的理中汤，主药是参类、炒白术、干姜、乌药、木香。

温补脾肾法：适用于心腹冷痛，喜暖喜按，便溏肢冷，吐利转筋或妇女痛经，带下清稀，舌质淡胖，苔白，脉沉细尺弱的脾肾阳虚证。主方是《太平惠民和剂局方》的附子理中汤，主药是制附片、参类、炒白术、干姜、云苓、补骨脂。

温脾行水法：适用于水肿尿少，腰下更重，胸腹胀满，身重厌食，手足不温，舌质淡，苔厚腻或白滑，脉沉细迟的脾肾阳衰证。主方是《济生方》的实脾饮，主药是制附片、干姜、草果、炒白术、云苓、厚朴、大腹皮、木香。

温阳化水法：适用于肢体水肿，心悸腰酸，四肢沉重，舌淡苔白，脉沉细尺弱的心肾阳虚证。主方是《伤寒论》的真武汤，主药是制附片、云苓、白术、白芍、桂枝、泽泻、葶苈子。

温补肾阳法：适用于腰膝冷痛，小便不利，夜尿频短，少腹拘急或喘咳，水肿，久泻，舌质淡胖，苔白，脉沉细尺弱的肾阳不足证。主方是《金匮要略》的肾气丸，主药是制附片、桂枝、生地、云苓、泽泻、丹皮、山药、黄精、仙灵脾、生杜仲。

暖肝散寒法：适用于小腹疝气寒痛，阴囊冷痛，形寒肢冷，喜暖畏寒，苔白，脉弦缓的寒凝肝脉证。主方是《景岳全书》的暖肝煎，主药是枸杞子、当归、肉桂、小茴香、乌药、干姜、云苓。

疏肝健脾法：适用于寒热往来，乳胀胁痛，眩晕口苦，纳差脘胀，月经不调，苔薄腻，脉弦细的肝木侮土证。主方是《太平惠民和剂局方》的逍遥散，主药是柴胡、当归、白芍、白术、云苓、薄荷、川楝子、生栀子。

四、妇人实证，痰瘀同治

以往妇科病实证辨证的重点均放在"瘀血"、"肝郁"或"寒凝"上，而疏忽于"痰浊"。随着人们生活水平的提高、工作节奏的加快、饮食结构的改变、脂肪的过量摄入，妇科病的中医证类谱发生重大改变，"痰浊"致病率明显增加。痰浊既是病因又是病理产物和致病因素，往往导致气血津液代谢紊乱，津停为痰，血留为瘀，痰瘀互结，损伤络脉，又进一步导致气血运行逆乱，临床表现眩晕、头重、胸闷、腰酸、月经量少甚至闭经，舌质紫黯、瘀斑瘀点，舌苔黄腻。同时痰瘀互结也是很多妇科肿瘤的启动和促进因素。法随证变，沈老主张妇科实证应当从痰论治，祛痰化瘀。

在妇科疾病中，痰瘀并见的临床表现和特征符合西医学病理变化的有以下两个方面：其一，组织的增生和变性。如乳腺增生、子宫肌瘤等，都是由于局部组织的病理性增生和变性所致。对于这类病证，使用祛痰化瘀、软坚散结的药物，可使病理性的增生和变性得以消散和吸收。其二，局部组织的充血、水肿、瘢痕。如慢性盆腔炎、子宫内膜异位症，局部都有充血、水肿、瘢痕等慢性炎症的改变。使用祛痰药,可能有软化粘连、修复因组织纤维化而引起的瘢痕的作用,尤其对于子宫内膜异位症可能还有抑制异位内膜增生、吸收消散异位内膜结节的作用,从而改善患者的临床症状和体征。

对于痰瘀相兼的病症,应以祛痰为主,化瘀为辅,使痰瘀分消。沈老祛痰化瘀治疗妇科疾病,常投以温胆汤加减。

化瘀:选加红花、牛膝、益母草、王不留行、丹参、泽兰、归尾;寒瘀者加苏木、川芎、艾叶、小茴香、台乌药、炮姜;热瘀者加丹皮、赤芍、丹参。虫类剔络活血药,可用地龙、穿山甲、水蛭。

调肾:选加蛇床子、仙灵脾、女贞子、菟丝子、川断。

散结:选加山慈菇、夏枯草。

水肿:选加葶苈子、云苓、桂枝、泽兰、泽泻。

出血:选加三七粉、茜草、侧柏叶。

少腹经脉不畅:选加鸡血藤、伸筋草、路路通、王不留行。

五、实证论治六则

《素问·三部九候论》指出"实则泻之"是治疗实证的总则。《素问·至真要大论》则把治疗实证归纳为六法,即汗法"客者除之",下法"留者攻之",和法"急者缓之"、"逸者行之",温法"寒者热之",清法"热者寒之",消法"坚者消之"、"结者散之"。沈氏女科治疗实证时,除运用上述六法外,还有六个要点:

其一,先调中焦脾胃,即先祛痰湿食阻。《素问·平人气象论》曰:"胃气为本",脾胃运化至关重要,运化失常,影响消化吸收,百病丛生。而脾胃之实邪首推痰湿食阻,故治疗实证之首要乃祛痰湿食阻。其法有四个组成:首先祛痰,投莱菔子、竹茹、云苓;其次是开胃,用焦三仙、鸡内金;再次是醒脾,入木香、枳壳、陈皮、砂仁;最后因痰湿食阻最易蕴热,故佐清热之品,如连翘、公英、黄芩、栀子。

其二,给邪以出路。祛实邪,给出路,以使其排出体外,出路有四条:通过微汗从肌表出,如用防风、桔梗、蝉衣,但忌大汗,以防伤心阳和卫气;通过缓泻从腑行出,如用制大黄、全瓜蒌、草决明、菊花,但忌峻下,以防伤正,特别是伤脾胃之正气;通过淡渗从溲溺出,通过利小便排邪最为安全,而且排出量大,可用车前草、泽泻、竹叶、石韦、生苡仁;通过凉血从营血出,可用生地、丹皮、赤芍、生栀子。

其三,疏通为先。疏通方能祛邪,其法有四:透窍,闭窍之邪必须透之,用川芎、石菖蒲;理气,专通气滞之邪,用柴胡、郁金;活血,专疏血滞之邪,用泽兰、王不留行;温通,专散寒凝之邪,用桂枝、川椒。

其四，重视反佐。祛邪之品常有偏性，反佐者可缓其烈性，防止偏差。如用热药时，寒性反佐选加公英、连翘、栀子、白花蛇舌草、苦参、黄柏；反之用寒药时，热性反佐选加肉桂、乌药、仙灵脾、高良姜、干姜。

其五，注意引经。使药到病所，专攻其邪而能增强祛邪之力。妇科病引经：子宫疾病用桂枝、苏木；卵巢疾病用伸筋草、鸡血藤；乳腺疾病用炒橘核。分部引经：上行者用升麻、桑枝、姜黄、葛根、柴胡、蝉衣、石菖蒲，用量宜轻；下行者用川牛膝、木瓜、独活、车前草、泽泻、生苡仁，用量宜重。分脏引经：入心用川黄连、炙远志、琥珀；入肝用川楝子、薄荷、柴胡；入脾用砂仁、干姜、半夏；入肺用桔梗、橘红、桑白皮；入肾用黄柏、肉桂、川断。

其六，中病即止。祛邪药量大，久服常易伤正，故应中病即止，以防伤正，掌握三个原则：投药时避免攻伐太过之品，如半夏、苍术之燥性，附片、肉桂之热性，龙胆草、白头翁之寒性，虫类药之毒性；取效即止，不宜久用长服；以和胃收功善后，如餐后服保和丸3g。

六、虚实夹杂，扶正祛邪

虚与实是人体正气同病邪对抗消长的病理表现。虚，主要是正气虚衰不足，常因素体虚弱或因病致精气内耗，使正气不能与病邪抗争而出现虚的病变，所谓"精气夺则虚"（《素问·通评虚实论》）。实，主要是病邪亢盛而正气未衰，邪正相搏而出现实的病变，所谓"邪气盛则实"（《素问·通评虚实论》）。虚证常见于慢性疾病（如脏腑的器质性损伤）和疾病的后期（如热邪伤津耗液）。实证多见于疾病的初中期，病程较短（如外感六淫、气滞、血瘀、痰饮、食阻、虫积）。

虚与实虽然较易区分，但临床常见夹杂。例如痰瘀结聚，经络被阻，气血不能外达，反而出现形寒肢冷、体倦神疲、脉沉伏的虚证表现，这是真实假虚。正如《景岳全书》所曰："大实之病，反有羸状"。反过来，脏腑气血不足，运化无力，而见胀满作痛、喘逆难卧、便秘、脉弦的实证表现，这是真虚假实。正如《景岳全书》所曰："至虚之病，反见盛势"。虚实还可互相转化：正气虚损，功能衰退常致血、痰、水、饮、食等瘀结停滞；病邪久留或攻伐太过，又可损伤正气，由实致虚，会出现虚实交错的病变。在这种错杂的病证中，要辨别虚实真假，除全面综合分析外，特别要发挥"舍症从脉"和"舍症从舌"的作用。无论症情表现如何，常以舌脉定类。一般舌质淡苔薄，脉细无力，可定虚证；舌质红苔腻，脉实有力，可定实证。

在虚实病变的治则中，有"扶正祛邪"之说。虚者扶正，实者祛邪。但临床常常虚实夹杂，正虚邪实，除常用的"攻补兼施"、"标本兼治"的法则外，更

应当采用"先祛邪,后扶正,祛邪时防其伤正,扶正时防其恋邪"的原则,则更能合理地处置邪正关系,奏效更为显著。特举4例:

1. **"气虚常有停水"**。此时宜先投五皮饮利水,再用四君子汤补气。利水时禁用攻伐药如黑白丑、芫花、木通、冬葵子等,补气时佐以淡渗药如生苡仁、车前草、泽泻、冬瓜仁、云苓等。

2. **"血虚常伴瘀热"**。此时先投丹栀逍遥散清热化瘀,再用四物汤养血。清热化瘀时勿用破瘀药如乳没、山甲、莪术、五灵脂等,养血时稍佐和血行血药如丹参、三七、红花、鸡血藤、郁金等。

3. **"阴虚常兼痰湿"**。此时先投温胆汤祛痰湿,再用六味地黄丸滋阴。祛痰湿时慎用燥湿药如苍术、半夏、蔻仁、厚朴等,滋阴时慎用滋腻药如熟地、玄参、玉竹、天麦冬等,再佐醒脾药如砂仁、木香、陈皮等。

4. **"阳虚常夹寒凝"**。此时先投真武汤温通散寒,再用金匮肾气丸温补。温通时勿用温燥药如附片、肉桂、仙茅、干姜等,温补时佐以温通如桂枝、鹿角霜、川椒、高良姜、小茴香等。

七、胃气为本,纠正腻苔

《素问·平人气象论》曰:"胃气为本。"《灵枢·五味》曰:"五藏六腑皆禀气于胃。"李东垣在此基础上提出"内伤脾胃,百病由生"的论点,并师承张洁古"养胃气"的治法而创立"脾胃论",主张治虚的重点宜放在调治脾胃上,倡导"补中益气"法。

胃气在生理上讲,代表人体的消化吸收功能,是人体抗病能力的标志。在病理上讲,"有胃气则生,无胃气则死"。所以保护胃气是防病、治病的首要。

治病首先要注意"胃气",也就是把开胃纳谷要放在首位。纳呆一证造成两个后患:一是影响消化吸收,降低抗病能力;二是再对证的汤药,也会由于纳呆影响吸收而降低药效。因此在投药前必须问一问患者的食纳。如见纳呆,则要分清两类证情:

一是苔腻纳呆,属于湿阻中焦,宜芳香开胃。腻苔无论厚薄均主实邪,多见为痰浊,也有食阻。黄腻者痰热或食阻热化,临床常见;白腻者痰浊或食阻寒化,临床少见。痰浊和食阻是实邪致病中的重要病因,也是病理产物。由于"胃气为本",痰浊、食阻均影响中焦脾胃的运化吸收,加之中医汤剂治病,主要由脾胃吸收而发挥药效。临床见到腻苔如不及时祛除,一则病势多变,二则影响药效发挥,腻苔的危害显而易见。

纠正腻苔应以温胆汤合保和丸化裁,主要的药味有竹茹、枳壳、云苓、陈皮、莱菔子、焦三仙。黄腻化热宜选加连翘、公英、桑白皮之类;白腻寒化宜选加半夏、木香、厚朴之属。还应配用透窍行气的石菖蒲、郁金；分利两便的车前草、草决明，这是第一步。投之腻苔不退，可以"三竹"换用：平时用竹茹即可，若便干热盛改用天竺黄，痰多咳促改用竹沥水，这是第二步。不效再加茵陈15g（后下），泽泻10g，以增利湿祛痰之功，这是第三步。再不效，加入散结的海藻15g，昆布15g，这是第四步。腻苔依然不退，最后可加软坚的生龙骨30g，生牡蛎30g，海蛤壳30g，这是第五步。见腻苔先退腻是临证取效之道，上述五步退腻法，一般能达到退腻目的。

二是苔薄纳呆，属脾不健运，宜健脾开胃，投香砂六君丸、养胃汤化裁，以党参、炒白术、云苓、陈皮、木香、砂仁、乌梅、芦根、生杜仲、生白芍、车前草、生山楂为主。

经芳香开胃或健脾开胃施治后，患者食纳振奋，消化吸收功能恢复。再据病证投以辨证论治方药，其效必定大增。故治病要注意"胃气为本"，不可一味辨证论治而疏忽胃气之重要性。

八、妇科常见脏腑关系失调

（一）肝脾乘侮

女子以肝为先天，易伤于情志，导致肝气郁结，常见情绪忧郁，烦躁易怒，胁肋疼痛，头痛眩晕，苔薄脉弦。由于木与土的生克关系，木旺必有横逆克土之势。胃者属土，主受纳水谷，其气主降，受木旺之横逆，其气失降而上逆，症见呃逆嗳气，恶心呕吐，吞酸嘈杂，脘痛纳呆，苔薄黄，脉弦紧。此乃"木乘土"，实质是肝旺胃逆，也称肝胃不和。胃炎、胃神经官能症、经期吐逆等病常可见"肝胃不和"证类。

治疗"肝胃不和"，一方面要疏肝郁兼清肝火，因为肝郁可以克土，也可化火，另一方面要降胃气，一疏一降，肝胃得和，其效可显。方宜《伤寒论》的"四逆散"加味。方中以柴胡为君，为疏肝解郁的主药，以醋炒北柴胡为佳；为避破气太甚，易原方未成熟的幼果枳实，改用成熟的果实枳壳为臣药，两者互用调理气机，解郁消胀；生白芍、炙甘草为佐使药，也即《伤寒论》的芍药甘草汤，甘缓止痛，调理脾胃。再加《丹溪心法》的左金丸，上清肝火，除呕止酸，升清止眩的川芎，降浊止呕的生赭石，开胃导滞的莱菔子，全方疏肝和胃，升清降浊，配伍精当，实为肝胃不和，"木克土"的有效方。

肝木与脾土的"相侮"关系也十分显著。脾主运化水谷，转输津精，升举清气。在病理状态下运化无力，清气下陷，症见脘痛腹胀，纳呆便溏，苔薄白，脉弦细的脾虚表现，"反克"肝木而有胸胁胀满，乳房胀痛，月经不调，太息抑郁,性情急躁,此乃"土侮木",实质是肝郁脾虚,也称"肝脾不调"。乳腺增生、月经不调、经期泄泻等病常可见"肝脾不调"证类。

治疗"肝脾不调",一方面要健脾养血,另一方面要疏肝理气。其代表方是《太平惠民和剂局方》的逍遥散。方中健脾和胃用炒白术、云苓;甘草滋腻碍胃、生姜辛燥助热,均免用;疏肝解郁单味柴胡醋炒;当归、生白芍养血柔肝;薄荷引入肝经。全方解郁和营,疏肝健脾。如兼往来寒热,口燥咽干,口疮尿少,心烦失眠,苔薄黄,脉细数,系血虚生热所致,加丹皮、生栀子,成为《证治准绳》的"丹栀逍遥散"。脘痛腹胀加川楝子、元胡,便溏加木香、煨葛根、车前草,胃纳不佳者加焦三仙、生鸡内金,乳房胀痛加炒橘核、公英、夏枯草、蛇床子,月经不调选加益母草、鸡血藤、香附、泽兰。用逍遥散调和肝脾,均应加用和胃豁达的石菖蒲和行气和血的郁金。

(二)心肾不交

《素问·灵兰秘典论》云:"心者,君主之官也,神明出焉。"《素问·宣明五气篇》更明确指出:"心藏神";《素问·痿论》云:"心主身之血脉";《素问·阴阳应象大论》云:"在天为热,在地为火,在体为脉,在藏为心。"中医认为心是首要之脏,对人体的影响主要在于"藏神明"和"主血脉",心属火。

《素问·灵兰秘典论》云:"肾者,作强之官,伎巧出焉。"《素问·宣明五气篇》进一步指出:"肾藏志";《素问·阴阳应象大论》云:"在天为寒,在地为水,在体为骨,在藏为肾。"中医认为"先天之本在肾"(《医宗必读》)。肾脏比较独特,既为水脏,又含命门之火,水火交济,阴阳互根,具有双向作用。

五脏中心属火,肾属水,互相制约,互相关联,形成对立统一。心阳下降至肾,温养肾阳,肾阴上升至心,涵养心阴,水火相济,以维持正常的生理动态平衡。一旦肾水不足,水不济火,致使心火独旺,出现心烦、失眠、遗精诸症。肾水亏于下,心火亢于上,出现心肾不交的证候。治宜滋肾于下,清心于上,交通心肾,以便达到新的动态平衡。其代表方为《韩氏医通》的交泰丸,此方仅两味组成:用黄连清心火,用肉桂引火归原。两者用量3:1,即黄连10g、肉桂3g。为增强疗效,还应配滋肾的生地、枸杞子、黄精,降相火的知母、黄柏,宁神的炒枣仁、夜交藤。这样,此方便成为临床治疗心肾不交的特效方。

(三)升降失常

《素问·阴阳应象大论》云:"清阳出上窍,浊阴出下窍","阴味出下窍,阳气出上窍"。气机的升降出入是人体重要的生理功能之一,故《素问·六微旨大论》云:"非出入,则无以生长壮老已;非升降,则无以生长化收藏。"升降出入失调便是气机失调,是人体重要的病机之一。此时应以"升清降浊"为法则方能奏效。升清的代表方有四君子类、补中益气汤、升陷汤等,主药有生芪、党参、白术、升麻、柴胡、桔梗、蝉衣、葛根、川芎等;降浊的代表方有苏子降气汤、橘皮竹茹汤、镇肝熄风汤等,主药有苏子、杏仁、陈皮、竹茹、代赭石、珍珠母、灵磁石、川牛膝等。总之治疗气机失调病证要重视"升清降浊"。

九、妇科调肝八法

沈老认为女子以肝为本,妇人病的治疗,调肝须贯彻始终。

"女人以肝为先天"语出叶天士《临证指南医案·淋带门》:"女科病,多倍于男子,而胎产调经为主要……女人以肝为先天也"。此段话对女子的生理病理特点进行了高度概括,既是中医妇科理论的根据,又是临床实践经验的总结,对临床有重要的指导意义。

从生理特点来看,正如《灵枢·本神》所云"肝藏血",肝为藏血之脏,司血海,具有贮藏血液和调节血流、血量的作用,肝血充盈,藏血功能正常,其血方可下注血海,使冲脉盛满,血海充盈。而女性的生理特征有经、带、胎、产之变,均与"血"密不可分,冲任和谐是月经按时来潮、胞宫孕育胎儿的重要条件。冲脉隶属于肝,冲脉之气旺盛流通,有赖于肝气疏泄,肝气疏泄有序,血脉自能流通。

从女子病理特点来看,女子多伤于情志。《灵枢·五音五味》云:"妇人之生,有余于气,不足于血,以其数脱血也。"所谓有余于气,主要是指女子最易为情志所伤,而致气机郁滞。唐代孙思邈在《备急千金要方》中云:"女人嗜欲多于丈夫,感病倍于男子,加之慈爱恋憎,嫉妒忧恚,染著坚牢,情不自抑。"是对"有余于气"的诠释,指出了女子多伤于情志的生理特点。在《续名医类案》中的记载,女子情志病发病率高于男子一倍,而情志抑郁最易伤肝,肝气一郁,诸证蜂起。因此诊治女子疾病要以肝为根本,以肝为重点,重视调肝法。

调肝治郁始见于《素问·六元正纪大论》,创"木郁达之"说。完整于朱震亨,有"六郁"之论,组建名方"越鞠丸",以香附解气郁,川芎解血郁,苍术解痰郁、湿郁,栀子解热郁,神曲解食郁。后世各家大加拓展。

调肝法为妇科疾病的治疗常法。妇科经带胎产诸疾,临证应注重从肝论治,上海沈氏女科归纳为调肝8法。

1. 疏肝理气法 肝主疏泄,性喜条达,思虑过度,悲哀抑郁,致使肝气怫逆,疏泄失常,气血失畅,郁而成疾。出现乳胸胀痛、胁腹痞满、忧恚不乐、时欲叹息、嗳气纳呆、月经延期、量少不畅等症,宜疏肝理气。药选:柴胡、郁金、白芍、木香、香附、川楝子、枳壳、枳实、佛手、青陈皮之类。若肝郁化火出现口苦、咽干、心烦等热象,可加黄芩、菊花、决明子、夏枯草、丹皮、山栀;痰气郁结,日久成癥而见乳房肿块、甲状腺结节、子宫肌瘤、卵巢囊肿等,可加生牡蛎、海藻、昆布、山慈菇、贝母、莱菔子、夏枯草。疏肝解郁之品多芳香燥烈,易伤阴液,不宜过服久服。

2. **清肝凉血法** 肝藏血而司血海,阳盛之体感受热邪或郁怒伤肝,肝郁化火;或过食辛辣,热伤冲任,血海不藏,迫血妄行,出现月经先期,量多色鲜伴有血块,甚则经来如崩、面红目赤、心烦口干、溲赤便秘、舌红苔黄、脉弦数诸症,宜清肝凉血。药选:生地、丹皮、地骨皮、元参、旱莲草、黄芩、黄柏、山栀、大小蓟、侧柏叶等。阴虚加女贞子、枸杞子、龟板、鳖甲;经前或经期血随气逆吐衄倒经者可加川牛膝、知母、白茅根;经行头疼加石决明、川楝子、元胡;失血过多气随血脱虚实并见者可加人参、黄芪、仙鹤草、黄精。

3. **平肝滋肾法** 肝体阴而用阳,经量过多、崩中漏下、产后失血,血去阴伤,可见头晕目眩、四肢无力、寐则多梦、手足心热、口干便结、心悸健忘等心、肝、肾阴不足之症,甚则出现经前头痛、烦躁易怒、耳鸣如蝉等阴虚阳亢之证,宜平肝滋肾。药选:生地、枸杞子、山萸肉、何首乌、天麦冬、元参、白芍、桑叶、菊花、石决明、生龙牡、龟板、鳖甲。投用养阴药物必须因人制宜,脾胃虚弱纳呆便溏者应慎用少用,且需配伍白术、山药等健脾补气药以顾护胃气。

4. **养肝潜阳法** 女子血常不足。妊娠期血聚养胎,肝血不足,经量过多或产后失血,肝失潜藏,可导致血虚风动,出现头晕目眩、耳鸣心悸、肢麻肤痒、筋惕肉瞤、夜寐多梦、舌红脉细弦等症,宜养肝潜阳。药选:生熟地、白芍、女贞子、旱莲草、钩藤、潼白蒺藜、生龙牡、珍珠母、龟板、鳖甲等。

5. **泻肝利湿法** 肝经循少腹绕阴器,肝经湿热下注则见带下腥臭、色黄而稠、阴痒尿黄、舌红苔黄腻、脉弦数等症,宜泻肝利湿。药选:黄芩、山栀、黄柏、苦参、茵陈、生苡仁、车前草等。

6. **温肝散寒法** 经期涉水、感寒饮冷,寒邪客袭肝经;或坐卧湿地,寒湿伤于下焦,客于胞宫,寒血相搏,滞而作痛。出现经前少腹剧痛,经行量少、色黑难下,面白肢冷,舌淡苔薄白,脉沉紧,宜温肝散寒。药选:干姜、乌药、仙灵脾、巴戟天、桂枝等。

7. **调和肝脾法** 肝藏血而主疏泄,脾统血而主运化。肝郁气滞,脾运受阻,食积不化,水湿内停发为子肿、妊娠腹痛或妇科术后出现食欲不振、纳谷不香、食后脘胀、大便溏薄、苔薄腻脉细,宜调和肝脾。药选:焦三仙、鸡内金、莱菔子、陈皮、苍白术、茯苓皮、大腹皮、生姜皮、香附、佛手、川楝子、当归、白芍等。

8. **补肝益气法** 妇女情志疾病多以肝气为病机关键,病变表现虽错综复杂,但肝气郁结和肝气不足为主要病机。自清代叶氏创"女子以肝为先天"之说以来,后人阐发多从肝阴不足、肝血亏虚、肝气郁结立论,或依据肝经循行部位病变阐释而忽略了肝气虚这一重要论据,导致在论述"女子以肝为先天"时,重肝血而轻肝气，挂气郁而漏气虚，使得这一创新之说囿于局限。上海沈氏女科认为，从肝气虚论说"女子以肝为先天"，不仅在学术理论上有依据，同时也具有重要的临床意义。肝气亏虚可见情绪波动、思维迟钝、精神倦怠、惶恐不安、怔忡不宁、舌淡苔薄、脉虚大无力，宜补肝益气。药选：人参、黄芪、党参、白术、黄精、当归、柴胡、香附、陈皮、丹参等。补养肝气以重用黄芪为主，少佐理气活血之品。

沈老调肝解郁还有如下四条提高疗效之策：

其一，主抓气郁。虽然有气、血、痰、湿、热、食六郁之别，然只有气滞方有其余五郁之生，故郁证以气滞为主，以肝为本，治重疏肝理气，所谓"木郁达之"，尤以柴胡为治郁主药。具体的"木郁达之"取六则：

- 疏肝用于肝郁，以柴胡、香附、枳壳、木香、郁金为主药。
- 平肝用于肝阳，以川芎、天麻、钩藤、草决明、珍珠母为主药。
- 柔肝用于肝虚，以当归、白芍、首乌、黄精为主药。
- 清肝用于肝热，以丹皮、栀子、黄芩、夏枯草、川楝子为主药。
- 泻肝用于肝火，以大黄、黄柏、青黛为主药。
- 温肝用于肝寒，以乌药、茴香、沉香、吴茱萸、肉桂为主药。

其二，分辨虚实。气滞见胀，投以疏肝理气是常法，但还应分辨虚实，掌握变法。辨虚之关键在舌象，如舌紫苔腻属气滞为实，以逍遥散为主方。应有二佐：一佐活血之品，如丹参、苏木、红花、川芎、牛膝、郁金；二佐和胃之品，如温胆汤。舌淡苔薄，属气损为虚，以香砂六君为主方。亦应佐益火生土之品，如菟丝子、补骨脂、仙灵脾、肉苁蓉，此乃"塞因塞用"，不少虚胀取此法奏效。

其三，初实久虚。郁证初起以实证为主，表现气滞证，但日久常能致虚。一为伤神，"悲哀愁忧则心动"，主要伤心血，心失所养，神失所舍而心神不宁，宜佐养心宁神药，主药为炒枣仁、柏子仁、云苓、琥珀、夜交藤；二为伤脾，木郁克土，既伤心血，又损脾气，以致气血两亏而心悸胆怯，纳食欠佳，宜佐健脾养心药，主药为山药、参类、当归；三为伤阴，木郁水亏，既伤肾阴又动虚火，宜佐壮水制火药，主药为生地、龟板、杜仲、女贞、枸杞子。以上虽见虚象，但仍以木郁为主，故理虚之方中不可不加解郁之品，但理气药多香燥易伤正，应投和平之品如木香、香附、菖蒲、郁金、陈皮、佛手等。

最后还要注意互相联系。气郁可致痰凝，加祛痰的法半夏、生姜、竹茹、瓜蒌、贝母、胆星。气郁可致血瘀，加活血的归尾、川芎、丹参、苏木、红花。气郁可致火炎，加清肝的丹皮、栀子、黄芩。气郁可致湿阻，加化湿的二陈、车前草、藿梗。气郁可致食停，加消导的焦三仙、莱菔子、鸡内金。气郁可伤心神，加宁神的炒枣仁、柏子仁、琥珀、云苓、夜交藤。气郁可伤脾运，加健脾的参类、白术、山药、云苓。气郁可伤肾阴，加滋阴的生地、山药、杜仲、女贞子、枸杞子。脏腑上,注意木郁克土,一是影响胃纳,造成肝滞胃逆,治以疏肝和胃法,投左金丸;二是影响脾运,造成肝脾不调,肝郁脾湿者用抑木扶土的逍遥散,肝郁脾虚者用扶土抑木的香砂六君。注意木火刑金造成肺阴不足,治以清肝润肺,用黛蛤散、丹栀逍遥散、百合固金汤。注意肝胆湿热造成中下焦湿阻,治以泻肝利湿,用龙胆泻肝汤。

十、妇科温阳八法

肾阳虚衰,虚寒性妇科疾病采用补肾温阳法治疗。上海沈氏女科归纳8法,兹介绍于下:

1. **温阳调冲法** 肾阳虚衰,阴寒内盛,气血无以化生,冲任失调,血海不能按时盈溢。证见舌淡苔白,脉沉迟无力,经期延后,量少色淡,腹痛绵绵,喜暖喜按,面色㿠白,畏寒肢冷,腰酸乏力,头晕气短等,宜温阳调冲。药选:仙灵脾、肉桂、川断、杜仲、当归。寒甚加附子、干姜;虚甚加人参、黄芪、黄精。

2. **温阳固崩法** 肾阳不足,元气虚损,冲任不守,血海不固,气不摄血,则成崩漏。证见舌淡苔薄,脉虚大,经行量多,色淡如崩,或漏下不止,淋漓不绝,腰酸肢冷,面白气短,宜温阳固崩。药选:鹿角霜、仙灵脾、干姜、黄芪、白术、熟地、当归、仙鹤草、升麻。如汗出肢冷,脉微欲绝可加人参、附子益气回阳。

3. **温阳止带法** 阳虚内寒,带脉失约,任脉不固。证见舌淡胖边有齿痕苔白,尺脉沉迟,带下清稀,量多淋漓,腰酸如折,小腹阴冷,面色晦暗,小便清长,夜尿频多,大便溏薄,宜温阳止带。药选:鹿角霜、仙灵脾、菟丝子、川断、生杜仲、白术、桑螵蛸、芡实。头晕加潼白蒺藜、天麻;便溏加补骨脂、肉豆蔻。

4. **温阳止痛法** 肾亏阳虚,冲任失调,命门火衰,不能温煦,气血阻滞,不通则痛,发为痛经。证见舌淡苔薄,脉紧尺弱,经行小腹冷痛,痛甚而厥,得热则舒,色淡量少,腰酸肢冷,宜温阳散寒,活血止痛。药选:炮姜、乌药、白芍。腰骶痛甚加川断、生杜仲;少腹疼痛加小茴香、橘核;胁痛加青皮、枳壳。

5. **温阳通络法** 素体阳虚,气血耗损,兼受风寒,经络阻滞。证见舌淡苔润,脉沉细尺弱,腰背酸楚,肢节疼痛,关节不利,畏寒怕风,宜温阳散寒,通络止痛。药选:炮姜、川草乌、羌独活、千年健、防风、防己、鸡血藤、桂枝。关节不利加青风藤、海风藤、络石藤;气虚加人参、黄芪、党参。

6. **温阳利水法** 素体肾虚,妊娠后阳气难以敷布,不能化气行水,关门不利,水泛为肿。证见舌淡苔白润,脉沉迟,心悸气短,腰酸足冷,宜温阳利水。药选:鹿角霜、仙灵脾、巴戟天、白术、云苓、桂枝、泽泻。治疗妊娠肿胀(子肿)治以健脾温肾,肾督一身之阳,脾肾同治,阳气充沛,气化有序,疗效尤佳。

7. **温阳安胎法** 禀赋素弱,先天不足,或孕后耗伤,肾气虚怯,冲任不固,胎失所养。证见胎动不安,兼见舌淡苔白,尺脉沉弱,腰膝酸软,小腹空坠,畏寒肢冷或阴道流血,头晕耳鸣,小便频数,甚或失禁,宜温阳安胎。药选:菟丝子、桑寄生、川断、杜仲、山萸肉、熟地、阿胶、山药。肾虚气弱甚者加仙灵脾、补骨脂、黄芪、党参、白术;小便自遗加益智仁、芡实、金樱子;见红下血加仙鹤草;滑胎(习惯性流产)加人参、黄芪、白芍、苎麻根。

8. 温阳助孕法　先天不足,肾气虚弱或精血耗散,损伤肾阳,失于温煦,冲任气衰,胞脉失养,难以孕育。证见舌淡苔白而润,脉沉迟,婚久不孕,月经量少色淡,面晦神倦,腰酸膝软,小便清长,宜温阳助孕。药选:菟丝子、鹿角霜、仙灵脾、巴戟天、生杜仲、白术、云苓、白芍、当归、熟地、丹参。下焦真阳虚衰加肉桂、补骨脂;小腹冷痛加肉桂、艾叶、吴茱萸、香附、白芍。

十一、月经病调治大法

月经病系妇科的主要病症。中医诊治妇科疾患富有优势,颇具特色。沈氏女科治疗月经病,注重四个大法:

(一)必先理气

"百病生于气也"。妇人多郁善怒,情志变化最显,气结则血亦结,故"调经而不理气,非其治也"。理气有行气、破气、补气三法。行气多选用柴胡、香附、木香、乌药、佛手、陈皮、炒橘核;破气多选用青皮、枳壳、大腹皮、川朴、沉香;补气多选用生芪、党参、白术、黄精、仙鹤草、太子参、山药、扁豆衣。

(二)调养脾胃

"脾胃为气血生化之源"。妇人以阴血为主,月经失调者大多有脾虚之证,如纳差便溏,面浮肢肿,故"脾气一旺,胃气自兴,精微敷布,新血化生,月经自调"。调养脾胃有醒脾、开胃、健脾之法。醒脾常选用木香、砂仁;开胃常选用鸡内金、山楂、神曲;健脾常选用党参、白术、云苓、扁豆。

(三)固本培精

"肾气为天癸之本。"肾气充则主宰有力,月事以时下,肾气衰则施泻无度,月事不调。固本培精有滋阴、填精二法:滋阴可选用生地、枸杞子、女贞、黄精、玄参、首乌、鸡血藤;填精可选用阿胶、龟板、鳖甲、河车粉。

(四)兼养心血

"妇人百病,皆自心生"。心不生血则失养于脾,脾运失健则生化乏源而致阴血愈虚。兼养心血有补气、养心、宁神三法：补气则选投莲肉、云苓、山药、生芪、仙鹤草；养心则选投龙眼肉、炒枣仁、柏子仁、当归、五味子、桑椹；宁神则选投琥珀、夜交藤、生龙牡、磁石。

十二、月经病当分阶段论治

（一）经前调气

月经之前自出现胀、烦、肿、痛时始至月经来潮为经前期，分两类：

- 肝郁——乳胀胁满，少腹引痛，烦怒不安，舌苔薄黄，脉弦细。宜疏肝为治，投丹栀逍遥散，选用柴胡、白术、赤白芍、当归、鸡血藤、菖蒲、郁金、益母草、公英、川楝子、丹皮、生栀子，可加调肾的川断、女贞子。
- 宫寒——腹凉下坠，隐痛筋挛，形寒乏力，舌质淡，苔薄白，脉沉细。宜暖宫，投温经汤，选用党参、阿胶、当归、白芍、桂枝、炮姜、炒橘核、乌药，可加调肾的枸杞子、蛇床子、菟丝子、仙灵脾、补骨脂。

（二）经期调血

月经见红便进入经期，有三则四类五加味。

1. 三个治则

问量定向（量多者补摄，量少者通利）。

问凉定性（寒者温之，热者凉之）。

必须调肝（女子以肝为本，宜加香附、柴胡、炒橘核等调肝之品）。

2. 四类举例

（1）量多腹凉（胶艾四物汤）

熟　地10g	当　归10g	白　芍10g	阿胶15g(烊化)
艾　炭10g	肉桂炭10g	生　芪15g	党　参10g
炒橘核15g	赤石脂15g	生牡蛎30g	荆芥炭10g

（2）量多腹热（栀芩四物汤）

生　地10g	当　归10g	生栀子10g	黄芩炭10g
薄荷炭10g	茜　草10g	地　榆10g	乌贼骨15g
藕节炭10g	乌梅炭10g	香　附10g	丹　皮10g

（3）量少腹凉（八珍汤）

生　芪15g	当　归10g	党　参10g	桂　枝10g
川　芎10g	牛　膝15g	柴　胡10g	炮　姜10g

鸡血藤15g　　云南白药1g(冲)

（4）量少腹不凉(桃红四物汤)

生　地10g	归　尾10g	赤　芍10g	川　芎10g
丹　参30g	桃　仁10g	红　花10g	泽　兰10g
香　附10g	茺蔚子10g	三七粉3g(冲)	

3. 五个随证加味

腹痛——玄胡、郁金、蚕沙、五灵脂、地龙、益母草。

便溏——生龙骨、生牡蛎、炒白术、山药、煨葛根、禹余粮、补骨脂、金樱子、
　　　　五倍子。

水肿——防风、防己、桑白皮、生芪、泽泻、冬瓜皮、云苓、车前草。

腰酸——鸡血藤、老鹳草、狗脊、桑寄生、川断。

不孕——蛇床子、菟丝子、金樱子、肉苁蓉、龟板。

（三）平时调肾

经净后至下次经前期之间属平时阶段，基于肾阴阳互根，交替服用两种丸
药来调肾。

通用——乌鸡白凤丸、八珍益母丸、六味地黄丸、杞菊地黄丸。

偏寒——配艾附暖宫丸、女金丹。

偏热——配加味逍遥丸、得生丹。

十三、痛经重在温通解郁

妇女在经前、经期或经后，小腹及腰部疼痛称为痛经。痛经是妇科常见多
发病，也是中医治疗独具优势的病证之一。痛经单纯止痛效果不佳，必须追究
病因，以对因治疗为主，止痛为辅，方能奏效而且根治。

（一）治疗大法

痛经不论寒热虚实，总以"不通则痛"为基本病机。宫寒和肝郁常是不通
的主因，故治疗痛经要抓住温通和解郁两法。

桂　枝10g	赤白芍各10g	炮　姜10g	川楝子10g
玄　胡10g	乌　药10g	香　附10g	鸡血藤15g
柴　胡10g	三七粉3g(冲)	琥珀粉3g(冲)	蚕　沙15g(包)

（二）分证论治

临床常见病因有寒凝、肝郁和血亏三类，其分证论治如下。

1. 寒凝胞宫证

主证: 经前形寒肢冷, 经期下腹凉痛, 得暖稍舒, 经行不畅, 四肢不温, 纳谷不香, 苔薄白, 脉弦迟。

主法: 温经散寒。

方药: 温经汤化裁

桂　枝10g	白　芍10g	炮　姜10g	乌　药10g
鹿角霜15g	蛇床子10g	木　香10g	砂　仁10g
艾　叶5g	高良姜10g	香　附10g	川　断15g
焦三仙30g			

2. 肝郁血滞证

主证: 经前胁乳胀痛, 心烦易怒, 经期腹部剧痛, 经行暗块, 块下痛缓, 经后口苦纳呆, 舌质紫, 苔薄白, 脉弦涩。

主法: 疏肝活血。

方药: 四逆散化裁

柴　胡10g	枳　壳10g	青　皮10g	赤　芍10g
丹　参30g	川楝子10g	玄　胡10g	生栀子10g
莱菔子15g	生山楂15g	蒲　黄10g	炒橘核30g
地　龙10g	蚕沙15g(包)		

3. 营血亏损证

主证: 经前神疲气短, 精神不振, 少言懒动, 经期下腹隐痛, 连绵不止, 经行色淡量少, 纳差便溏, 心悸失眠, 舌质淡, 苔薄白, 脉沉细。

主法: 健脾养血。

方药: 归脾汤化裁

生　芪15g	当　归10g	白　芍10g	菟丝子10g
香　附10g	鸡血藤10g	炒白术10g	生　地10g
黄　精10g	葛　根10g	木　香10g	三七粉3g(冲)
生杜仲10g			

(三)外敷止痛法

除内服外, 痛经还可外敷, 按虚实不同来组方。

1. 虚证

桂　枝30g	鹿角霜30g	山　药30g	白　芍60g
生　芪60g	当　归30g		

2. 实证

丹　参60g	生栀子30g	川楝子30g	玄　胡30g

乌 药60g 乳没^各30g

以上共研细末陈醋调成厚糊状(过敏者浓茶调),每晚睡前用布敷于神阙、关元、三阴交、双涌泉,晨起取除。

(四)针灸止痛法

痛经针灸有效,应以止痛为先,可针刺关元、中极、大赫、归来、地机、三阴交、太冲、十七椎穴,温针灸或针后艾条灸;再配耳穴:神门、内分泌、内生殖器、皮质下,任取2穴通电30分钟,用连续波200次/分,针后另一侧耳穴埋豆,每日自行按压数次。疼痛期每日针灸1次,缓解期每周针灸2次,连用2~3个月经周期。

寒凝痛经还可施灸法,取大椎、关元、曲骨、子宫(中极旁3寸)、至阴、大敦,隔姜灸3~5壮,或艾条灸10分钟。月经前3天开始,灸至经净为止。

痛经发作常常心烦意乱,其苦难忍,越烦越痛,要嘱患者放松,转移注意力,"意疗"配合则止痛效更佳。

十四、崩漏宜升提并生新

经血量多,来势较急,称为崩;经血量少,淋漓不断称为漏;临床二者常互相转化,统称崩漏,相当于西医的功能失调性子宫出血。崩和漏均属经量过多的病证,虽有寒热虚实之辨证论治,但其关键在于升提固脱和祛瘀生新,非此难以止矣。

生黄芪15g 当 归10g 仙鹤草10g 白人参3g(另煎兑服)
鸡血藤10g 山楂炭10g 三七粉3g(冲) 益母草10g
姜 黄10g 升麻炭5g 血余炭10g 五味子炭5g

崩漏之治,首当止血,但不能一味止血。其因有血热、血瘀、脾肾阳虚之别,应对因为治,比单纯止血疗效更好。

针对不同证类可以配合针灸治疗:血热证,见舌红苔黄,脉滑数,经血深红,可针刺泻血海、大敦、行间,清热凉血;血瘀证,见舌质紫黯,脉来沉涩,经血紫黑瘀块,针刺泻太冲、气冲、次髎,活血行瘀;阳虚证,见舌质淡,苔薄白,脉沉细,经血淡红质稀,可针刺补中极、命门、关元,温阳摄血。

专止崩漏的特效穴:隐白、三阴交、百会、气海、地机、脾俞、肾俞,可以据证配用。

另外,也可以配合其他针法辨证施治止崩漏。①皮肤针:出血期叩打腰骶部、带脉区、颈动脉区、小腿内侧脾经线、百会;血止期叩打腰骶部、下腹部、腹股沟部、中脘、大椎。②耳针:取穴子宫、内分泌、肝、神门、肾上腺、脾、肾。出血期隔日耳针1次,血止期改用埋豆法,每5天更换一次。③电针:一组关元透中极、子宫(中极旁3寸);一组血海、三阴交。用连续波,通电30分钟,两组交替,每日1次,10次为一个疗程。

十五、闭经不能一味活血

闭经分为原发性闭经和继发性闭经。女子年逾16岁尚未初潮为原发性闭经;月经周期建立后又中断6个月以上或者月经停闭3个周期者,为继发性闭经。中医学称之为"经闭"、"不月"、"月事不来"、"经水不通"等。

沈老认为闭经为妇人月经病之痼疾,以病因病机复杂、病程长、疗效差、难以在短期内治愈为特点,反复强调治疗闭经不能一味活血化瘀,要从脏腑、月经周期不同生理病理特点以及合并症等多方面考虑,以脏腑为中心灵活用药,形成了调肾—调脾—调肝—活血贯序用药,即对于闭经患者先调肾以养精生血,接之调脾以后天补先天,继而调肝以疏气血,最后活血化瘀以通经。

1. 调肾养精血 女性生理状态与机体一般的生理活动和一定年龄范围内的生殖活动息息相关。前者指脏腑能化生精、气、血、津液,用以维持人体生命需求,并为肾—天癸—冲任—胞宫生殖轴的功能成熟与稳定提供足够的物质基础;后者是指女性周期性、规律性的子宫出血及妊娠、分娩与哺乳的生理特点。而保证此两者功能正常进行莫过于肾的作用。

肾为先天之本,元气之根,主藏精气。肾有肾精、肾气两个方面。肾气是肾精的功能体现,肾精是肾气的物质基础。肾精足则肾气旺盛,精能生血,血能化精,精血同源而互相资生,成为月经的物质基础之一。

肾为天癸之源,肾气的盛衰,主宰天癸的至与竭;而天癸的盛衰主宰月经的来源与断绝。肾精所化生之精气,包含肾阴肾阳两方面。阴阳平衡,则天癸成熟,任脉通,冲脉盛,月事以时下,故有"冲任之本在肾"之说。因此肾在月经的产生及生理活动中起着主导作用。这与西医大脑皮质功能正常,内分泌调节有序则月经正常的认识是一致的。

肾气亏虚,精血匮乏,源断其流,冲任失养,血海不足而引发闭经。正如《傅青主女科》"肾气本虚,又何能盈满而化经水外泄耶"。

肾阴虚者以五心烦热,腰膝酸软,舌淡质红,脉细数为主症,"壮水之主,以制阳光",沈老以杞菊地黄汤为主方治疗,选用枸杞子10g,生地10g,黄精10g,女贞子10~15g,玄参10~15g,制何首乌10g,鸡血藤20~30g。

肾阳虚以形寒腰酸,舌质淡胖,脉沉细为主症,治宜"益火之源,以消阴翳",沈老以肾气丸为主方治疗,以蛇床子10g,补骨脂10~15g为主药。填精则选用阿胶珠10g,龟板10~15g,鳖甲10~15g,紫河车10g等。

肾为水火之脏,肾的阴阳互根。"善补阴者,必于阳中求阴,则阴得阳升而泉源不竭",滋阴药中可佐以补骨脂10~15g、仙灵脾5g、菟丝子10~15g等;"善补阳者,必于阴中求阳,则阳得阴助而生化无穷",温阳药中可佐以枸杞10g、女贞子10~15g、生杜仲10g、桑寄生10~20g等。

2. 调养脾胃以后天补先天 "脾胃为气血生化之源",女性以阴血为主。月经不调者,素体脾虚,或饮食劳倦损伤脾气,化源不足,冲任不充,血海空虚而引发闭经。《陈素庵妇科补解》"经血应期三旬一下,皆由脾胃之旺,能易生血。若脾胃虚,水谷减少,血无由生,始则血来少而色淡,后且闭绝不通。"调养脾胃可使精微输布,新血化生而月经自调。

另有素体肥胖,痰湿内盛或饮食劳倦,脾失健运,痰湿内生,痰湿阻于胞宫,胞脉闭塞,经血不得下行而月经停闭。正如《女科切要·调经门》"肥白妇人,经闭而不能者,必是湿痰与脂膜壅塞之故也"。

脾虚气血不足可用香砂六君子汤,中焦湿热内盛用温胆汤加减并结合调养脾胃。调养脾胃有醒脾、开胃、健脾三种方法,醒脾常选用木香10g,砂仁5~10g;开胃选用鸡内金15~30g,焦三仙15g;健脾选用党参15~20g,白术10g,云苓10~20g,白扁豆10g,太子参15~20g。

3. 疏肝理气解郁 女子以肝为本。治疗月经不调疏肝理气解郁贯穿始终。肝为藏血之脏,司血海,具有贮藏血液及调节血流、血量的作用。肝血充盈,藏血功能正常,冲脉盛满,血海充盈而经至。

"百病生于气也",女性患者多忧郁善怒,情志变化最为明显,气郁气滞多见。气滞则血滞,故而提出了"调经而不理气,非其治也"。正如《女科经论》"凡妇人病,多是气血郁结,故以开郁行气为主,郁开气行,而月候自调,诸病自瘥矣。"

理气分为行气、破气、补气三大法则。行气多选用柴胡5~10g,香附10g,木香10g,乌药10g,佛手10g,陈皮10g,炒橘核30g;破气多选用青皮10g,枳实10g,大腹皮10g,厚朴10g,沉香5g;补气多选用西洋参10g(另煎兑服),黄芪10~30g,党参10~20g,白术10g,黄精10g,仙鹤草10~20g,太子参10~20g,山药10g,白扁豆10g。

肝气郁结选用四逆散;气郁化火选用丹栀逍遥散;气滞血瘀选用柴胡疏肝散。

4. 活血化瘀以通经 经上述脏腑调整,患者出现腰腹坠痛、乳房胀痛、脉弦滑有力,说明脏腑功能得复,血海充盈,此时可用活血化瘀法,因势利导,以达通经之功。常用桃红四物汤为基础方,再根据患者不同情况加减。其组方遵循3条原则:①"气行则血行",常佐行气药、温通药,如柴胡、桂枝、香附;②"瘀阻多致痛",常佐止痛药,如川楝子、元胡、蚕沙;③"逐瘀防伤正",常佐和血药,如当归、白芍、鸡血藤。

上述治疗法则在组方基础上可加用有调整内分泌药作用的中药以提高疗效,如菟丝子、泽兰、蛇床子等。

十六、带下病宜分色论治

带下为妇科常见病。中医诊治带下颇具疗效优势。

(一)止带先辨虚实

实者多见湿热下注,湿热之生,一则在脾,失健而困;二则膀胱,不渗而留。其治清热利湿,有两法:燥湿选用苍术、黄柏、椿根皮、苦参;渗湿选用车前草、草薢、云苓、生苡仁、猪苓、泽泻、石韦、白花蛇舌草。

虚者脾虚下陷,冲任不固而绵绵如带,所谓"十女九带,十带九虚"。其治健脾举陷,有两法:健脾选用党参、生黄芪、白术、山药、扁豆、云苓、苡仁;举陷选用升麻炭、荆芥炭、蝉衣、竹柴胡。

(二)止带还要抓住风、寒、湿三邪

带下常因六淫所传,风为其首,下部多湿,带色白量多,寒证明显。故风寒湿为带下主因,止带必投三子:散风者用炒苍耳子,祛寒者用蛇床子,化湿者用地肤子。带下日久,必伤脾胃,气陷滑脱,故久带宜涩,选用乌贼骨、煅龙牡、补骨脂、芡实、金樱子、莲肉。

(三)带下病分色论治

带下病分色论治可以提高疗效:白带属脾虚偏湿,治重化湿,以山药、苡仁、扁豆为主;黄带湿热偏火,治重泻火,以黄柏、栀子、制大黄为主;赤带热甚入血,治重凉血,以丹皮、茜草、水牛角粉为主;黑带阴虚内热,治重滋肾,以生地、女贞、知母为主。

(四)家传止带效方

家传止带效方有两首:辨苔分虚实,苔薄者地黄汤化裁(生地、黄精、泽泻、云苓、蛇床子、仙鹤草、生杜仲、扁豆衣、鹿角霜);苔腻者温胆汤加减(竹茹、枳壳、云苓、陈皮、生苡仁、生牡蛎、生龙骨、海蛤壳、莱菔子、海藻、泽兰)。

(五)止带特效治法

1. 艾条灸命门、神阙、隐白,每穴5分钟,隔日1次,10次为一个疗程。

2. 直接灸带脉、中极、肾俞、脾俞、三阴交3壮。

3. 环跳强刺激,向下针感至足跟,留针20分钟,每5分钟刺激1次,隔日1次,10次为一个疗程。

4. 四花穴(膈俞、胆俞),每日梅花针重叩1次,10次为一个疗程。

5. 耳穴埋豆,取子宫、卵巢、内分泌、脾、肾、肾上腺,自行按压数次,5天更换一次。

十七、不孕症家传调治五法

不孕病名首见于《周易》,中医认为凡婚后有正常性生活,未采取避孕措施,同居2年而未受孕者,称为不孕症。《素问·骨空论》指出"督脉者……此生病……其女子不孕"。《金匮要略·妇人杂病脉证并治》温经汤条下说"亦主妇人少腹寒,久不受胎"。《诸病源候论》专设"无子候",分列"月水不利无子""月水不通无子""子脏冷无子""带下无子""结积无子""挟疾无子"病源。不孕症病因病机较复杂,历代医家对治疗不孕症积累了丰富的经验,时下多以温养肾气,填精益血为治疗大法,然则"种子之方,本无定轨,因人而药,各有所宜",沈氏女科治疗不孕症主张在辨证论治的基础上,再配以种嗣,辅以意疗,收效明显。

(一)家传种嗣五法

1. **调肾法** 《圣济总录·妇人无子》云:"所以无子者,冲任不足,肾气虚寒故也",《女科经纶·嗣育门》引朱丹溪语:"妇人久无子者,冲、任脉中伏热也……其原必起于真阴不足。真阴不足,则阳胜而内热,内热则荣血枯,故不孕。"肾之阳虚或阴虚均可导致不孕症的发生。沈老认为肾脏有二,寓于水火,阴阳互根,阳衰可及阴,阴损可及阳,补肾重在调肾,调肾关键在于阴阳双调。主症:舌质淡,苔薄白,脉沉细,腰酸形寒,性欲冷淡。主药:蛇床子10g,金樱子10g,菟丝子10g,女贞子10g,枸杞子10g,川楝子10g,五味子5g,伸筋草10g,香附10g。

2. **和营法** 《诸病源候论·无子候》:"妇人挟疾无子,皆由劳伤血气,冷热不调,而受风寒,客于子宫,致使胞内生病,或月经涩闭,或崩血带下,致阴阳之气不和,经血之行乖候,故无子也。"此证沈老主张调和营卫,以达到温通养血、疏通经脉的目的。主症:舌质紫黯,苔薄黄,脉细涩,月经不调,闭经痛经。主药:生地10g,当归10g,白芍10g,泽兰10g,龟板15g,香附15g,桂枝10g,川断10g,女贞子10g,鸡血藤10g,伸筋草10g,三七粉3g(冲)。

3. **止带法** 异常带下是导致不孕的重要病因之一,《诸病源候论·妇人杂病诸候》首先提出了"带下病"之名。《傅青主女科》中提到:"夫带下俱是湿症。"本证主要病机是湿邪伤及任带二脉,使任脉不固,代脉失约。沈老认为止带当先辨虚实。实者多见湿热下注,湿热内生,治以清热利湿。主症:苔薄黄腻,脉细滑,带下有异味,外阴瘙痒,小便不畅。主药:炒苍术10g,黄柏15g,生苡仁10g,川牛膝15g,车前草30g,土茯苓15g,萆薢10g,肉桂3g,野菊花10g。虚者脾虚下陷,冲任不固,治以健脾举陷。主症:苔薄白,脉沉细,带下量多,色白质稀。主药:党参10g,白术10g,山药10g,白扁豆15g,升麻炭10g,蝉衣5g,生黄芪10g。

4. **开郁法** 《景岳全书·妇人规》曰:"产育由于血气,血气由于情怀,情怀不畅,则冲任不充,冲任不充则胎孕不受",亦云"凡五气之郁,则诸病皆有,此因病而郁也。至若情志之郁,则总由乎心,此因郁而病也"。女子以肝为本,肝气郁结日久,以致冲任不能相资,不能摄精成孕。沈老认为"郁"者,滞而不通。虽有气、血、痰、湿、热、食六郁,然只有气滞方有其余五郁之生,故郁证以气滞为主,治当顺气为先,即所谓"木郁达之"之意。主症:苔薄白,脉弦细,恼怒忧郁,乳块作痛或子宫肌瘤,经前反应重,经后情绪差。主药:柴胡梢10g,橘叶10g,公英10g,红花10g,夏枯草15g,石菖蒲10g,郁金10g,桂枝10g,云苓15g,路路通10g,山慈菇10g,三七粉3g(冲)。

5. **祛痰法** 《傅青主女科·种子》云:"妇人素体肥胖,兼恣膏粱厚味,以致痰湿内生,流注冲任胞脉;或因体脂过盛,壅塞胞脉和胞宫而致不孕"。"痰浊乃百病之首",近年来痰浊致病明显增加。女子不孕亦应当重视痰浊闭阻证。主症:舌苔厚腻,脉细滑,经量渐少,形体见胖,面有黑斑,纳谷不香。主药:竹茹10g,枳壳10g,云苓15g,陈皮15g,炒苍术10g,法半夏10g,蛇床子10g,泽兰10g,川断15g,丹参30g,莱菔子10g,全瓜蒌30g。

(二)祖传种嗣效方

中医种嗣有疗效优势,沈氏女科有1首祖传效方,名为"多子多福金钟丸":

韭菜子30g 蛇床子10g 九香虫20g 生芪30g
三 七15g 白人参5g

男子加桂枝5g、乌药10g、王不留行10g。

女子加龟板15g、香附10g、当归15g。

共研细末,水泛为丸,梧子大小,每日3次,每次3g,2个月为一个疗程。

男子不育最忌一味壮阳,应当重视湿热下注的实证。女子不孕最忌单纯理气化瘀,应当重视痰浊闭阻证。中医诊治不育不孕的关键在善于调理肾之阴阳,达衡者常获效。

(三)视体态投药

妇女不孕还可视体态投药,体胖者可用散剂,组方如下:炒苍术9g,姜半夏

6g,陈皮6g,云苓12g,神曲15g,川芎6g,鹿角粉6g,沉香粉3g,共研细末分15包,经前半月起服,每日1包,分2次冲服或装胶囊吞服。调治2~3个月经周期。

体不胖者,可据证选用十二个"子":菟丝子10g,蛇床子10g,金樱子10g,女贞子10g,枸杞子15g,川楝子10g,车前子15g,补骨脂10g,覆盆子10g,茺蔚子10g,五味子5g,香附子10g。

十八、妊娠病辨治大法

(一)养胎重在健脾固肾

妊娠注意养胎。"胎脉系于肾,胎气载于脾。"故养胎之法,重在健脾固肾,所谓:"肾固而胎安,脾健则胎不坠也。"药投炒白术、桑寄生、川断、人参、生芪、生杜仲、菟丝子、当归、白芍。另入苏梗,一则安胎,二则补而不滞。

(二)妊娠用药宜清

胎前宜凉。"妊娠必须清热调血,使血循经,以养其胎。"凉药首选黄芩,次用公英、黄连、栀子、竹茹。忌用过凉的龙胆草、秦皮、白头翁等。

(三)妊娠恶阻降中寓安

妊娠恶阻又称妊娠呕吐,为妊娠早期的常见症状,中医主要责之于痰浊或胃气上逆,胎动不安所致,非降不止,应用辛开苦降法,但降的程度直接影响胎气,甚至可致滑胎,故极宜适度。一者降中焦胃气,忌利下焦两便;二者佐宣肺清肃和柔肝和胃之品以助胃气之降;三者遵"胎前宜清"之训,配安胎之品。

姜竹茹10g	黄 连10g	黄 芩10g	旋复花10g(包)
佛 手10g	炒白芍10g	乌梅炭10g	当 归10g
苏 梗10g	炙杷叶10g		

(四)妊娠肿胀治以温利

妊娠中后期,常见面目四肢水肿,称为妊娠肿胀,中医责之于脾肾阳虚,其治以健脾补肾、温利为主,可选用炒白术、白扁豆、生杜仲、桑寄生等健脾调肾之药。

(五)妊娠治法三禁

治法三禁:"不可汗,不可下,不可利小便。"汗则亡阳伤气,下则亡阴伤血,利小便则伤津损液。另外还应注意妊娠药禁忌。凡峻下、滑利、行血、破血、耗气、散气及一切有毒之品均宜慎用。《内经》所谓的"有故无殒,亦无殒也",即指孕妇有病,当以治病为主,选用恰当的药物进行治疗,但不可一意猛行,总要顾及胎气,不能因治病而伤胎。

十九、产后诸病辨治大法

(一)产后治则三要

产后诸病,其治则有三要:

1. **产后宜温** "产后气血骤伤,百脉空虚",故其治总以温补为先,常用大补的参芪、当归、阿胶、龙眼肉等,佐以温通的桂枝、鹿角、炮姜、乌药之类。应当注意补而不滞,温而不燥,滋而不腻,常常配用砂仁、木香、焦三仙、生鸡内金,以及寒性反佐的公英、连翘、黄柏等。产后如感风寒切忌过汗,遇忧郁勿专耗散,如有停食必兼醒脾,如有热象不宜过凉。

2. **宜重三审** "先审少腹痛与不痛,以征恶露之有无;次审大便通与不通,以征津液之盛衰;再审乳汁行与不行及乎饮食之多少,以征胃气之充馁。"由此立法行滞、通便和下乳便成产后治则的三个关键。行滞常选用乌药、香附、桔梗、薤白、木香、郁金。通便常选用菊花、当归、草决明、全瓜蒌、莱菔子、桃仁。下乳常选用生谷芽、生麦芽、生芪、路路通、公英、炒橘核。

3. **先消瘀血** "产后必有败血",如停于脾胃则见腹胀痛、呕吐逆,流注肌肤则见水肿麻木,留滞关节则见痛楚挛急。当投祛瘀生新之品,如三七、泽兰、益母草、丹参、鸡血藤、地龙等。

调治胎前产后诸病切忌攻伐,亦不能峻补。因为这两个期间是妇女特殊易损之时,过者有害,不足亦有害,以和为妥,求其平矣。

(二)产后恶露辨治

1. 痰瘀互结,治当祛痰化瘀,药用竹茹、枳壳、当归、益母草、香附、炮姜等。
2. 气血虚弱,治当益气养血,药用生芪、当归、生地、黄精、桂枝、仙鹤草等。
3. 阴虚火旺,治当滋阴清热,药用知母、黄柏、生地、女贞、川断、藕节。

(三)产褥发热辨治

1. 热入血室,治当和解表里,药用柴胡、黄芩、青蒿(后下)、连翘、防风、芦根等。
2. 气分实热,治当清热解毒,药用生石膏、知母、生苡仁、公英、莱菔子、制军等。
3. 营血两燔,治当清营凉血,药用生地、丹皮、赤芍、黄连、水牛角、双花炭等。

（四）产后节楚以温通立法

产后保养不慎，感受风寒，骨节酸楚一症最难治愈。除遵古训："产后宜温"以温补气血为治外，不可忽视温通之力，补而不通其楚难除。另外还要配伍引经药增其药力。

生黄芪15g	当 归10g	鸡血藤10g	老鹳草10g
桂 枝10g	生杜仲10g	秦 艽10g	川 断15g
怀牛膝15g	防 风10g	桃 仁10g	桑寄生10g
蚕 沙10g(包)	三七粉3g(冲)	防 己10g	

颈部加葛根10g，上肢加桑枝30g，下肢加木瓜10g，腰部加狗脊15g。

（五）产后乳痈宜补托活络

产后乳痈西医称乳腺炎，系感染所致，故医者常投清热解毒之品，殊不知清解药常常苦寒，可伤胃气，并致寒中胞宫而后患无穷。产后乳痈少投清热解毒，立法最宜补托活络。

生 芪15g	当 归10g	鹿角霜15g	公 英10g
炒橘核15g	丹 参30g	香 附10g	赤 芍10g
路路通10g	制大黄10g	青 皮10g	王不留行10g

同时还应分期辨治：

1. 初期 治当疏肝清热，通乳散结，药用柴胡、黄芩、党参、牛蒡、全瓜蒌、路路通等。

2. 酿脓期 治当清热解毒，通乳透脓，药用黄连，黄芩，黄柏，制军，公英，野菊花等。

3. 溃脓期 治当排脓托毒，调理气血，药用生黄芪、川芎、生甘草、桔梗、炒橘核、生苡仁等。

（六）产后低热甘温为治

妇人低热常以虚证为主，也就是古称的"劳热"，最宜甘温除热法，再佐清退虚热之品。

生 芪15g	太子参15g	当 归10g	银柴胡10g
黄 精10g	炒白术10g	云 苓10g	陈 皮10g
升 麻5g	白 菊5g	地骨皮10g	青 蒿15g(后下)

（七）产后下乳温补脾肾

产后3天乳汁不下或下之甚少，速投温补之剂，并从脾肾着手，还要三佐：一是佐和血通络,通利乳络;二是寒性反佐以防上火;三是和胃消导以免腻滞。

生　芪15g	当　归10g	蛇床子10g	菟丝子10g
炒白术10g	川　芎10g	公　英10g	王不留行10g
炒橘核15g	路路通10g	生谷麦芽^各30g	

气血虚弱者,治重补气养血,通脉活络,选加黄精、生地、白芍、桔梗、麦冬、生杜仲、桑寄生等。

肝郁气滞者,治重疏肝解郁,通络下乳,选加柴胡、赤芍、陈皮、丹参、丝瓜络、全瓜蒌等。

产后缺乳,针灸可通。主穴取气会膻中,针尖向下平刺,得气后退至皮下,再向两侧横刺,捻转使乳房内有酸胀感;乳根针尖向上斜刺,进针1寸,捻转使乳内有酸胀感,2穴均可施灸法。再配少泽点刺放血,脾俞、足三里艾条灸15分钟;内关、合谷、太冲施泻法,留针15分钟,间歇行针2次。耳穴埋豆法,取胸区痛点、内分泌、脾、胃、肝、交感,双侧埋豆,自行按压数次,3天换豆。

针灸通乳可行,但要掌握时间,一般在产后第2天开始,最迟不能超过1周,否则影响通乳。此外,还可应用陈皮、葱白煎汤,热敷乳房,多喝猪蹄汤、鲫鱼汤。

二十、常见妇科良性肿瘤的创新治法

"瘤"的病名始见于公元前11世纪的殷周甲骨文。"瘤"的分类则始记于春秋战国时的《灵枢·刺节真邪》。"癌"字始见于800多年前宋代的《卫生宝书》,但当时的描述并非指恶性肿瘤。手术治瘤,始见于公元前7世纪的《晋书》:"初帝目有大瘤疾,使医割之"。以"癌"来论述恶性肿瘤的病名则始记于明代的《外科启玄》,专有"论癌发"一节。但近代大多恶性肿瘤的病名在古代医籍中大多无法查及,只能从其描述的病情加以类似的对照。如乳腺癌,又称为乳岩、妒乳、乳黄、乳硬、乳喦、乳癌。《丹溪心法》:"疮陷,名曰奶岩。以其疮形嵌凹似岩穴也。"

目前妇科良性肿瘤也是导致继发性不孕的主要原因,现将常见4种妇科良性肿瘤的创新治法分享如下:

(一)乳腺增生治重补肾活络

枸　杞10g	女贞子10g	川　断15g	蛇床子10g
补骨脂10g	橘　叶30g	公　英10g	路路通10g
丹　参30g	山慈菇10g		

痛甚选加川棟子10g，玄胡10g，三七粉3g（冲）；经期选加生地10g，当归10g，赤白芍各10g；苔腻选加菖蒲10g，郁金10g，全瓜蒌30g；脉沉细选加肉苁蓉10g，生杜仲10g，桑寄生10g，蛇床子10g。

（二）子宫肌瘤治重调肾阴阳

仙灵脾5g	巴戟肉10g	当 归10g	知 母10g
黄 柏10g	桂 枝10g	云 苓15g	王不留行10g
生薏仁10g	泽 兰10g	山慈菇10g	蛇床子10g

三七粉3g（冲）

经量过多选加茜草10g，生杜仲10g，仙鹤草10g；痛重选加炒白芍10g，鸡血藤10g；腰酸选加桑寄生10g，川断15g，鸡血藤15g，老鹳草10g，怀牛膝15g。

（三）附件囊肿治重疏肝透络

柴 胡10g	枳 壳10g	地 龙10g	赤白芍各10g
鸡血藤10g	伸筋草10g	川棟子10g	郁 金10g
木 香10g	玄 胡10g	夏枯草15g	水 蛭5g

少腹痛选加香附10g，三七粉3g（冲）；月经不调选加当归10g，益母草10g，阿胶珠15g；白带多选加蛇床子10g，地肤子10g，炒苍术10g，黄柏10g。

（四）乳腺纤维腺瘤要健脾化瘀

党 参15g	炒白术10g	陈 皮15g	清 夏10g
生薏仁10g	郁 金10g	丹 参30g	土鳖虫10g
地 龙10g	水 蛭5g		

外敷方

| 苏 木30g | 丹 参60g | 郁 金30g | 丹 皮30g |
| 乳 香30g | 没 药60g | 水 蛭10g | 冰 片1g |

共研细末，醋或茶水调敷患部，晚敷晨取。

二十一、乳腺增生辨治经验

乳腺增生是妇女最常见的非炎性、非肿瘤的良性增生性疾病。临床表现以双侧乳房胀痛和乳房肿块为主要特征，常伴有月经失调及情绪改变。组织学表现为乳腺组织结构在形态和数量上出现异常改变，故而也有学者从组织学观点出发，称此病为乳腺结构不良。本病属中医"乳癖"范畴。沈老治疗乳腺增生疗效良好，认为本病以肾虚为本，肝郁气滞、痰瘀互结为标，提出治疗大法为调肾温通、柔肝和痰瘀同治,同时散结贯穿始终,处方常用调肾阴阳方、二仙汤、逍遥散、温胆汤。

(一)对病因病机的认识

1. **肾虚为本** 肾与冲任并行,冲任二脉起于胞宫,隶属于肾,其气血上行为乳,下行为经。《外科医案汇编》中"乳中结核,虽云肝病,其本在肾",论述了肾对乳癖发病的影响。若肾虚则冲任失调,气血瘀滞于乳房、胞宫,致乳房疼痛而结块。沈老认肾虚是乳腺增生的根本所在,治疗以调肾温通为基本法则。

2. **肝郁气滞为标** 《灵枢·本神》曰:"肝藏血",女性生理特征均与"血"密不可分,固有"女子以肝为本"。诊治女子疾病要以肝为根本,以肝为重点。《疡科心得集》曰:"乳中有核,何以不责阳明而责肝?以阳明胃土最畏肝木,肝气有所不舒,胃见木之郁,惟恐来克,伏而不扬,气不敢舒,肝气不疏,而肿硬之形成",强调了乳癖的发生与肝气郁结有关。

"百病生于气",沈老认为妇人多郁善怒,情志变化最显,气结则血亦结。情志不畅导致肝气郁结,气滞入络,气血不行而成乳癖。故而临床强调治疗女子病宜调肝解郁。

3. **痰瘀互结为标** 痰浊、瘀血两者既是病因,又为病理产物。《灵枢·邪客》:"营气者,泌其津液,注之于脉,化以为血"。一方面,津液与血同源,气血运行不畅,导致肺脾肾及三焦的水液代谢异常,则痰浊内生;另一方面,情志内伤致气滞经络之气不利也易致血瘀,不能输布津液,而生痰浊湿饮。瘀血痰结,郁久成积,则成癥瘕。痰瘀互结,毒损乳络而成乳癖。沈老治疗乳腺增生重视祛痰化瘀。

(二)治疗策略

治疗策略主要包括虚证调整阴阳,实证疏通为先、先痰后瘀、给邪以出路。

1. **调整阴阳** 阴阳偏衰,主要是肾的阴虚和阳虚。根据肾脏为水火之脏的特点,结合患者临床表现,沈老认为单纯的肾阴虚和肾阳虚临床并不常见,皆以肾阴阳两虚、肾阴阳失调较为多见,提出"补肾不如调肾"、"调肾重在调其阴阳"。对临床阴阳失调的患者治以调肾阴阳方。遵循张介宾的提示"善补阴者,必于阳中求阴",加佐补骨脂、仙灵脾、菟丝子;"善补阳者,必于阴中求阳",加佐枸杞子、女贞子、生杜仲等。

2. **疏通为先** 对于实证,沈老认为疏通方能祛邪,疏通之法有四:透窍,闭窍之邪必须透之,用川芎、石菖蒲;理气,专通气滞之邪,用柴胡、郁金;活血,专疏阻血之邪,用泽兰、王不留行;温通,专散寒凝之邪,用桂枝、川椒。女性由于其特殊的生理特点,易致气滞、瘀血、寒凝,故而提出疏通为先。

3. **先痰后瘀** 沈老临证强调治疗先后次序,对于痰瘀互结证提出先痰后瘀。津液代谢失常则为痰饮、水湿,影响血液循环,导致血行受阻,则为血瘀。《血证论》:"若水质一停,则气便阻滞"。气有推动血液运行的作用,气滞则血瘀。故而临床强调先去痰浊,后去瘀血;祛痰为主,化瘀为辅,使痰去而气顺血行。

4. **给邪以出路** 沈老强调治疗实性和虚实夹杂的疾病,需要给邪以出路,以使其排出体外。出路有四:微汗法从肌表出,可用防风、桔梗等;缓泻法从腑行出,药用制军、草决明等;淡渗法从溲尿出,并认为该法最为安全,而且排出量大,常用车前草、泽泻、生薏仁;凉血法从营血出,常用生地、丹皮、赤芍、生栀子。乳腺增生常采用缓泻法、淡渗法、凉血法给邪以出路。

(三)辨治特点

1. **重在调肾活络** 沈老认为治疗乳腺增生不能一味活血化瘀、软坚散结,重点应在调肾温通。

临床上若见舌红苔黄,脉沉细数,双侧或单侧乳房疼痛,月经量少,腰酸膝软,五心烦热为主要表现者,属肾亏精损,阴阳失调,偏肾阴虚。选用调肾阴阳方加减:枸杞子10g、野菊花10g、生地10g、黄精10g、山萸肉10g、蛇床子10g、泽兰10g、生杜仲10g、桑寄生10g、白花蛇舌草30g。

临床上若见舌白苔白,脉沉,双侧或单侧乳房疼痛、肿块,月经量少,形寒肢冷,腰膝酸软为主要表现者,属阴阳失调,乳络失养阻滞。选用二仙汤:蛇床子10g、仙灵脾5g、当归10g、巴戟天10g、黄柏10g、知母10g。

2. **柔肝治郁** 肝郁气滞乳腺增生的主要表现为舌淡红,苔薄白,双侧或单侧乳房胀痛,胸脘腹胁胀满,情绪烦躁。选用逍遥散:当归10g、白芍10g、首乌10g、枸杞子10g、女贞子10g等。对于乳腺增生肝郁者少佐疏肝理气之柴胡10g、香附10g、枳壳10g、郁金10g;对于肝郁化火者加以清肝泻火的丹皮10g、生栀子10g、川楝子10g、夏枯草10g。

3. **痰瘀同治** 痰瘀互结的乳腺增生临床表现为舌色暗红,舌苔腻,脉弦滑,体胖,双侧或单侧乳房刺痛,胸闷。选用温胆汤为主方:竹茹10g、云苓15g、陈皮15g、枳壳10g、石菖蒲10g、郁金10g。对于顽痰,可加生龙骨30g,生牡蛎30g,海蛤壳30g;化瘀,可配红花、赤芍、丹参、桃仁、鸡血藤、伸筋草、苏木、地龙、山甲等。

4. **善用散结奇药** 在治疗乳腺增生时常用山慈菇、夏枯草、蒲公英。山慈菇可散结,对乳腺增生疗效甚佳,但有小毒,临床应用煎剂5~10g。夏枯草可泻肝、散结、祛痰浊,治疗乳腺增生乳络阻滞,临床煎剂应用可用至15g。蒲公英是清热解毒、消痈散结的主药,可疏通阻塞的乳腺管,还可护胃,临床煎剂用10g。

二十二、子宫肌瘤虚瘀同治

子宫肌瘤是常见的妇科良性肿瘤,以子宫异常出血、疼痛、盆腔压迫症状及不孕等为临床特征。

子宫肌瘤是西医学病名,中医古籍对本病没有明确记载,按其相关临床表现特征,应按中医学"崩漏"、"不孕"、"痛经"及"妇人癥瘕"等病证治疗。沈老提出虚瘀同治为该病的治疗原则,并以虚瘀同治为核心治法。

1. 虚瘀同治是子宫肌瘤的主要治疗原则　肾虚阴阳失调和血瘀是子宫肌瘤的基本病机,故调肾调阴阳和活血化瘀是其主要治疗原则。同时散结消癥法在子宫肌瘤治疗过程中起重要作用。沈老提出了以补肾调阴阳、活血化瘀、兼顾痰湿、注重散结、丸药缓图等五个方面为主要内容的完善的"整体治疗"方案。

虚瘀同治贯穿子宫肌瘤整个治疗过程,在此过程中要注意处理好虚实的关系,做到"扶正不助邪,祛邪不伤正",分清虚实的主次,有助于提高临床疗效。

2. 子宫肌瘤虚瘀同治整体治疗方案设计

(1)调肾阴阳:肾阴阳失调是该病的主要病机,调肾阴阳是主要治疗大法。处方以杞菊地黄汤加减:枸杞10g,菊花10g,生地10g,当归10g,生杜仲10g,桑寄生10g。若虚火偏盛,见手足心热、口干颧赤等则以二仙汤化裁:知母10g,黄柏10g,仙灵脾5g,蛇床子10g,菟丝子10g,生杜仲10g,桑寄生10g。

(2)活血化瘀:本病临证表现为少腹刺痛,月经有血块,舌质紫黯,舌边有瘀点、瘀斑,脉涩者,以活血化瘀为主要治疗方法,处以桃红四物汤加减,以红花10g,益母草10g,泽兰10g,丹参10g,王不留行10g,牛膝10g,三七粉6g为主治疗。寒瘀加苏木10g,川芎10g,艾叶10g,小茴香10g,台乌药10g,吴茱萸10g,炮姜10g;热瘀加赤芍10g,丹皮10g,茜草10g。

(3)祛痰化湿:本病症见头重胸满,纳呆口黏,苔腻,脉滑者,其中以苔腻为要,处以温胆汤为主化裁:竹茹10g,枳壳10g,茯苓10g,陈皮10g,菖蒲10g,郁金10g。湿浊偏盛可选加茵陈10g,泽泻10g,生薏米10g,莱菔子10g,葶苈子10g等。

(4)肝气郁滞:本病以胸胁脘腹胀满疼痛,情志不舒,苔薄黄,脉弦细为主要临床表现者,以丹栀逍遥散为主化裁:牡丹皮10g,炒栀子10g,柴胡10g,赤芍10g,当归10g,川芎10g,香附10g。经前乳房胀痛、心烦易怒较重者,选加川楝子10g,醋香附10g,柴胡10g。

（5）补气健脾：本病临证表现为便溏，肢倦，气短，舌质淡，苔薄白，脉细弱者，以香砂六君汤为主化裁：党参10g，炒白术10g，茯苓10g，陈皮10g，木香10g，砂仁10g，菖蒲10g，郁金10g。气虚轻者加仙鹤草10g，白扁豆10g；重者加生黄芪15g。腹胀纳差选加生山楂30g，鸡内金30g，莱菔子10g，大腹皮10g。

（6）软坚散结：瘀血、痰浊结滞和气滞等引起癥积瘕聚的病机特点，结合病机的寒热属性，选加相应的软坚散结药物以消癥瘕，寒性结滞选加炒橘核10~30g，荔枝核10g，威灵仙10g，天南星10g等；热性结滞选加浙贝母10g，山慈菇10g，蒲公英10g，夏枯草10g，海藻10g，白僵蚕10g，牡蛎30g，昆布10g，海蛤壳30g等。

二十三、多囊卵巢综合征痰虚分治

多囊卵巢综合征是一种以高雄激素血症、排卵障碍以及多囊卵巢为特征的病变。传统中医学没有多囊卵巢综合征的病名，根据临床表现，应属中医学的"月经后期"、"闭经"、"不孕"，部分属于"崩漏"的范畴。沈老在分析多囊卵巢综合征病机与治法历代文献、流行病学调查及现代医学对该病的认识的基础上，提出痰虚分治是治疗本病的基本法则。

1. 痰虚分治是多囊卵巢综合征的基本治则 沈老提出痰虚分治序贯治疗方案。痰虚分治是对多囊卵巢综合征治疗原则的高度概括，痰浊与肾虚是其核心病机，祛痰与补虚则是治疗的基本法则。同时，在此基础上，根据患者的个体差异，结合患者的体质、主证和月经周期，提出"分治"理论。该理论包括四个方面：祛痰治标，补虚求本，祛痰补虚序贯治疗以及中药周期疗法。

痰虚分治是贯穿多囊卵巢综合征治疗始终的指导原则。在病机上，痰浊为标，肾虚为本，且二者又分属虚实两端，因而在治疗上必须顾及补虚与泻实这对矛盾，补虚不能助湿，祛痰不能伤正。痰虚分治的序贯治疗方案正是基于这对矛盾而提出的治疗策略。该治疗方案以祛痰为先，痰去方可补虚。

2. 治疗策略

（1）中药周期治疗：月经期当配合使用活血药物和利水药物，务使经水排出干净；经后初期当以调肾补虚为主，促进阴血的恢复；排卵期前后肾虚为主者补肾为主，痰浊为主者加重化痰祛湿力度，均配以活血和温通药物，促进卵细胞排出；经前期补肾活血为主，尤其注意阴中求阳与温通胞脉，以促进月经来潮。

（2）初期祛湿化痰为主：多囊卵巢综合征患者在治疗初期，往往伴有体胖、口黏、大便黏滞、苔腻、脉滑等，这一时期治疗当以祛痰为主，并根据患者个体情况，佐以健脾、活血、疏肝等。以祛湿化痰基本方为主方，湿重者可加茵陈

15g(后下),泽泻10g,车前草30g。

（3）后期补虚调肾为主：痰浊祛除之后，当以调肾补虚为主。根据患者个体差异，选择加减杞菊地黄汤或加减二仙汤为主方。调肾补虚应注意三点：一是滋阴切勿过于滋腻，当使用补而不腻之品，如生地、山萸肉等，熟地、玉竹等滋腻之品当慎用；二是温阳当使用温润之品，如蛇床子、补骨脂、肉苁蓉、鹿角霜等，禁用温燥之品如巴戟天、仙茅等；三是注意阴阳互根，治疗时当阴中求阳，阳中求阴，使用生杜仲、桑寄生、菟丝子等。

（4）结合体质用药：体质是指在人体的生命过程中，在先天禀赋和后天获得的基础上所形成的形态结构、生理功能和心理状态方面综合的、相对稳定的故有特质，表现为结构、功能、代谢以及对外界刺激反应等方面的个体差异性，对某些病因和疾病的易感性，以及疾病传变转归中的某种倾向性。因而，在辨证论治的同时，也需要结合辨体质用药。例如对于痰湿体质的患者，应该在排卵期前后一周内服用加减平胃散以化痰浊，促排卵。

3. 辨证分治

（1）痰浊阻滞证：痰浊阻滞是多囊卵巢综合征患者较为常见的一种证型。该类型患者多以痰湿体质为主，多形体偏盛，月经闭止，多毛，口黏多痰，难以受孕等。其病机为痰浊阻滞胞宫，以致天癸不至、月经不行。对于月经闭止日久者，又当考虑痰瘀互结于胞宫，佐以化瘀；女子以肝为先天，调肝亦为必要。故临床以温胆汤化裁清利痰浊为主，佐以活血疏肝：竹茹10g，枳壳10g，茯苓10g，陈皮10g，石菖蒲10g，郁金10g，炒苍术10g，醋香附10g，鸡血藤15g，红花10g，丹参30g。

（2）阴阳失调证：患者常见月经愆期或闭经，腰膝酸软，带下量少等。脾为生痰之源，痰浊去后当顾护脾胃，以防痰浊再生。临床多以杞菊地黄汤化裁调肾阴阳为主，佐以疏肝运脾：枸杞10g，菊花10g，生地10g，当归10g，山萸肉10g，生杜仲10g，桑寄生10g，菟丝子10g，石菖蒲10g，郁金10g，木香10g，香附10g。

（3）相火亢旺证：相火亢旺是阴阳失调的程度较为严重并以阴虚为主时的常见证型。患者常表现为闭经、多毛、痤疮、五心烦热等表现，亦见于曾长期使用孕激素治疗的患者。临床多以二仙汤化裁为主，对于有痤疮者，又当佐以清透郁热：知母10g，黄柏10g，仙灵脾5g，蛇床子10g，菟丝子10g，补骨脂10g，续断10g，泽兰10g，丹皮10g，桑白皮15g，公英10g。

二十四、综合调治，提高疗效

沈老强调，中医学的支撑点或支柱就是"整体观"和"综合论"。此两方面直接影响临床疗效,可以说是中医优势、行业特色的标志。所谓"综合论"有三个内涵,一是治疗思想上的综合,二是组方法则上的综合,三是治疗手段上的综合。

(一)外治法

外治法是治疗学的组成部分,尤其中医外治法源远流长,内容丰富。妇科疾病外治法最早记载于马王堆一号汉墓出土的帛书《五十二病方》。后世的妇科著作中,如张仲景在《伤寒杂病论》中列举了熏、洗、摩、导、坐、针、灸等多种外治法;清代吴师机提出"外治之理,即内治之理;外治之药,即内治之药,所异者法耳"。

沈老妇科病常用外治法包括:

1. **熏洗法** 内服药煮第三煎加20粒川椒,用煎汤1000~2000ml趁热熏蒸或熏洗患部,先熏后洗,待药水温度适中可改坐浴,达到局部清热、消肿、止痛、止痒、改善局部血液和淋巴循环等目的,常用于阴道及外阴病变,如阴道炎、外阴瘙痒、湿疹、肿胀等。常用的清热解毒、杀虫药物有蒲公英、土茯苓、黄柏、金银花、野菊花、蛇床子、苦参等。每晚熏洗,每次约15~20分钟。

2. **冲洗法** 用根据辨证配制好的药液直接冲洗阴道、外阴,达到迅速清除菌虫的作用,适用于阴道炎、宫颈炎。每日1次。有阴道流血者禁冲洗。

3. **热熨法** 内服药第三煎时加20粒川椒煎汤后,沾湿毛巾或纱布,直接贴敷于患处,起到通络,改善血液循环的作用。常用于乳腺炎、乳腺增生、痛经。

(二)意疗

从女性本身的情志特点来看,《校注妇人良方》云:"郁怒倍于男子",多表现为较为敏感,多疑多虑,忧郁恼怒,情绪不稳等,所以女性易被情志所伤而致妇科疾病。特别是"男尊女卑"封建思想的长期流毒,七情内伤,情志致病在妇科疾病中占有很大比重,如《医宗金鉴·妇科心法要诀》所云:"妇人从人不转主,病多忧忿郁伤情"。 得病以后,这些情志弱点便更多地显示出来,表现为对自己的病情过分焦虑、担心、多疑、信心不足,情志抑郁成急躁易怒,对医护人员缺乏信任等。因而心理治疗在妇科疾患中占有很重要的位置。

临床上,沈老根据妇科患者特有的心理特点,根据患者的不同情况,对患者采取相应的疏导与宣教治疗。沈老非常注意运用语言方面的技巧,使患者放下思想包袱,心情舒畅地配合治疗。

对于情志抑郁的患者,深入与其谈心,找到其抑郁的原因,采取针对性的语言给予疏导,从而达到疏肝解郁的目的。

对疾病表现得过于担心的患者,对其进行适当的宣教,使之正确认识疾病,消除不必要的顾虑和担心。

对陷入不良情绪的患者,嘱咐其家属或患者"哪儿高兴到哪里去";对于经常在家无工作的妇女,建议其积极参加社会活动,转移的注意力,久之,可使患者摆脱自己的烦恼,转入正常的情绪。

(三)食疗

饮食调理也叫膳食疗法,简称"食疗"。中医有"药食同源"的理论。"食疗"在疾病防治及保健康复中均起着不可忽视的作用,故《素问·藏气法时论》云:"五谷为养,五果为助,五畜为益,五菜为充,气味合而服之,以补精益气。"《素问·五常政大论》云:"虚则补之,药以祛之,食以随之","无毒治病,十去其九,谷肉果蔬,食尽之,无使过之,伤其正也"。妇科食疗源远流长,历史悠久。《内经》十三方中,就有治血枯经闭的四乌贼骨一芦茹丸。方由乌贼骨、茜草、雀卵组成,并以鲍鱼汁送服丸药。方中除茜草外,余皆属动物性食物,堪称用饮食疗法治疗妇科病的先例。东汉张仲景的《伤寒杂病论》,有用当归生姜羊肉汤治"产后腹中痛",用甘麦大枣汤治"妇人脏躁",后世踵其法、用其方者,治验甚多。

沈老认为,食疗具有不伤脏腑,适合久服的优点,故以食治病,常常胜于用药,所谓"药补不如食补"。

1. 胎产诸疾,最宜食疗 妊娠期间,由于人体生理功能的特殊变化,此时处方用药往往特别审慎,唯恐损伤胎元,造成不良反应。产后疾病,有多虚多瘀的病理特点,此时用药化瘀有恐伤正,补虚亦虑留瘀,投药常感棘手。若对症采取饮食疗法,可免此忧。因此胎产疾病,宜于食疗者,当尽量用之,现举例如下:

(1)胎水肿满: 鲤鱼赤小豆汤;

(2)回乳: 熟麦芽;

(3)少乳: 猪蹄汤、鲫鱼汤;

(4)产后血虚: 花生、大枣。

2. 妇人饮食禁忌

(1)甜食:易导致内分泌紊乱,不适合体胖人食用。

(2)冷饮:易导致寒从内生。

3. 妇人宜服的功能食品

黑豆的营养价值很高,含丰富的优质蛋白质、脂肪及碳水化合物,还含胡萝卜素及维生素B、钙、磷、铁等,钙、磷含量高,可预防骨质疏松和治疗心烦失眠,还含皂苷类,能分解体内胆固醇,促其排泄;更重要的是含天然雌激素,可提高体内雌激素水平。

花生含丰富的蛋白质、脂肪、烟酸、泛酸、维生素E及钙、磷等。维生素E对预防动脉硬化、冠心病及维持心肌、骨骼健康是不可缺少的,并能抗衰老。花生所含卵磷脂还可预防脑功能衰退及记忆力减退。

红小豆含丰富的蛋白质、脂肪、碳水化合物、钙、磷、铁及维生素B、皂苷类等物质。皂苷类有通便、利尿、消肿的作用,并能解毒、强身、健体,尤其适用于水钠潴留者。

酸枣仁含酸枣仁皂苷A及B、三萜化合物、脂肪油、有机酸等,有良好的镇静及催眠作用。

大枣含三萜皂苷类、生物碱、氨基酸、糖、黄酮类、维生素、微量元素,有养血安神、补中益气的作用。

二十五、妇人养生要义

(一)月经病的养生重在养心

月经病主要包括崩漏、痛经和闭经三种,三种月经病统称月经不调。

妇女以肝为本,肝藏血,心生血。月经不调同心肝的关系最密切。精神因素,心志失衡,思虑恼怒,是造成月经不调的主要因素,故重在养心。此处的养心指广义的心神,也就是重在心理养生。

心理养生的主要措施是制怒、避虑和防惊。怒则伤肝,造成情志不畅,气血逆乱,所以制怒是月经病养心的首务。妇女经前和经期情绪波动较大,尤能生气忿怒,过后又常后悔修养不够,造成恶性循环。因此要时时克己,冷静处事,乐观待事,谨慎行事,转移忿怒,避免生气,比如用出门散步逛逛商场,好友叙谈,文娱健身,赏花书琴等方式化解忿怒,自寻欢乐。

女性常常多思善虑,时时多疑心重,处于忧虑状态,心境不佳,月经不调。一是要多给女性温柔,想方设法使其开朗明快,生活充满希望和阳光;二是自身要保持清静,克服多思多虑,不宜前思后想,思维集中到安排好每天的幸福生活,精力集中到办好事做善事上来,积极参加社会福利活动,做到每天有个好活动,每天有个好心情。

气血不足,运行不畅造成心神不宁,易生惊恐,惊心是月经不调的成因。所以调经必防惊。防惊者一避二调,尽量避免惊恐,受惊后则要迅速调整解脱,及时回归常态。

最后开一张意疗养生方,供月经不调者试用。

一静二喜三乐观,四制恼怒五稳定,

六松七宁八泰然,九少思虑十养心。

(二)带下病养生重在节食

正常女性可有少量带下,呈无色透明无臭的阴液。在经前、经间隔中期和妊娠期稍有增多,均为正常生理现象。带下病指带下增多,常见白带、黄带和赤带。可分为两类:一类是湿热下注,带下黄黏有味,可伴刺痒;二是脾胃虚弱,带下清稀无味,可伴疲乏。两类成因都跟饮食不节有关。过食辛辣肥甘,膏粱厚味造成湿热下注;暴饮暴食,过食生冷造成脾胃虚弱。因此,带下病的养生重在节食。

1. 节食养生要遵循宜忌、定量、清素三个原则。

宜忌——带下病最忌辛辣肥甘,炙煿熏烤,这些食品最易产生湿热。湿热内蕴,既伤脾胃又可下注,是造成带下病的主因。不能只图口福而病带下。有利于防治带下病的食物有薏米、山药、茯苓、扁豆、莲肉、芡实、银杏(白果)、赤小豆。

定量——暴饮暴食损伤脾胃,也是造成带下病的主要原因。因此带下病的节食养生,要强调养成饮食定时定量的良好习惯,尤其晚餐不宜过饱,宵夜也属不良的饮食习惯,要尽量避免。

清素——清素饮食并不是纯素饮食,食素不宜会造成营养失衡而产生包括带下病的各种疾患,适量荤食是保持饮食平衡所必需的。清素饮食是指营养平衡,品种丰富,易消化,易吸收的饮食,如瘦肉、奶类、豆制品、绿叶蔬菜等。

2. 防治带下病的六个食谱。

(1)湿热下注证

薏米糕: 薏米50g,茯苓50g,挑净磨粉加白糖150g和匀,酵母粉适量,盐油适量,发酵后蒸糕食用。

赤豆粥: 赤小豆100g,薏米100g,洗净,山药去皮切丁熬粥,加蜂蜜或食盐调味食用。

炒丝瓜: 丝瓜250g,洗净切片,水发黄菜花50g,洗净切段,油锅煸炒至熟加调料,用薏米粉勾芡后盛碗食用。

(2)脾胃虚弱证

山药包子: 山药粉、茯苓粉各150g,面粉350g和匀,酵母粉发酵,扁豆500g,洗净水炒加适量肉末做馅,做成包子,蒸熟食用。

芝麻汤圆: 黑芝麻挑净碾碎,加适量白糖做馅,山药、茯苓、芡实各100g碾粉,加入糯米粉300g,做成汤圆,煮熟食用。

白果炖鸡: 白果100g去壳皮洗净,山药100g去皮洗净切丁,小母鸡1只,洗净开膛,白果山药放入鸡膛中,炖2小时加调料喝汤食肉。

（三）妊娠后养生重在防劳

妊娠后主要有三个病证，一是呕吐，二是水肿，三是流产。这三个病证都跟劳累有关，所以妊娠后的养生重在防劳。

防劳分为劳心、劳力两个方面。劳心指思想负担，多思善忧，一是怕胎儿先天畸形，二是怕产时痛苦，整天忧愁，精神抑郁。劳心者宜适度户外活动，如散步观景，琴棋书画，陶冶神情，分散注意，乐观人生，也可听戏音乐，一则放松心情，二则实施胎教，一举两得。但要避免情节惊险，节奏强烈的刺激，以防更加紧张，加重劳心。劳力指过度活动。一般妊娠前5个月强调以静为主，可小动，不可不动，采用室内踱步，床上做操，阳台散步等方式，达到小动防劳的目的。妊娠后5个月可以适当增加运动量，户外打太极拳、慢跑等，但切忌过度。

防劳还可辅助多种措施：橘子皮煎水代饮，防治妊娠呕吐；冬瓜皮、玉米须煎水代饮，薏米粥防治妊娠水肿；仙鹤草、益母草、黄芪、枸杞子、生杜仲煎水代饮防治流产。指针内关，足三里，轻度揉压刺激也有防劳辅助作用。

（四）妇科良性肿瘤食疗保健

1. 乳腺增生

（1）海参乌鸡汤

配方：海参96g，乌骨鸡半只，龙眼肉35g，生姜2片，冬菇5枚，盐适量。

制法：煲汤，日分2次温服。

适应证：此方适用于身体较为虚弱的妇女食用，有助补益气血，不仅对乳房有保健作用，而且有一定的抗妇科肿瘤作用。

（2）萝卜拌海蜇皮

配方：白萝卜200g，精盐2g，海蜇皮100g，植物油50ml，葱花3g，白糖5g、麻油10ml。

制法：将白萝卜洗净，切成细丝，用精盐拌透。将海蜇皮切成丝，先用凉水冲洗，再用冷水漂清，挤干，与萝卜丝一起放碗内拌匀。炒锅上火，下植物油烧热，放入葱花炸香，趁热倒入碗内，加白糖、麻油拌匀即成，佐餐食用。

适应证：适用于乳腺增生证属肝郁气滞者。

2. 子宫肌瘤

（1）归参枸杞桃仁粥

配方：当归5g，枸杞子10g，桃仁6g，党参10g。

制法：洗净，砸碎，与米一起熬粥，药与粥一起吃下，一次1碗，一日2次，疗程不限。

适应证：适用于子宫肌瘤证属脾肾气虚，血脉不通者，症见月经不畅、色淡,疲劳,腰酸等。

（2）坤草陈皮鸡蛋

配方：益母草50~100g,陈皮9g,鸡蛋2个。

制法：加水适量共煮,蛋熟后去壳,再煮片刻,吃蛋饮汤。月经前每天1次,连服数次。

适应证：适用于子宫肌瘤证属气滞血瘀者,症见月经不畅,经期情绪烦躁,乳房胀痛,小腹重坠等。

（3）元胡艾叶当归煲

配方：元胡、艾叶、当归各9g,瘦猪肉60g,食盐少许。

制法：将前3味加水3碗煎成1碗,去药渣,再入猪肉煮熟,用食盐调味服食。月经前每天1剂,连服5~6剂。

适应证：适用于子宫肌瘤证属寒凝胞宫者,症见月经色暗,痛经,小腹冷痛等。

3. 卵巢囊肿

（1）山楂黑木耳红糖汤

配方：山楂100g,黑木耳50g,红糖30g。

制法：将山楂水煎约500ml去渣,加入泡发的黑木耳,文火煨烂,加入红糖即可。可服2~3次,5天服完,连服2~3周。

适应证：适用于卵巢囊肿伴有月经不畅,痛经,经前为甚,伴下腹刺痛拒按,且有血块、块出痛减,证属气滞血瘀者。

（2）山药核桃仁炖母鸡汤

配方：母鸡1只,山药40g,核桃仁30g,水发香菇25g,笋片25g,火腿25g,黄酒、精盐适量。

制法：将山药去皮切薄片,核桃仁洗净;净母鸡用沸水焯去血秽,放在汤碗内,加黄酒50ml,精盐适量,鲜汤1000ml;将山药、核桃仁、香菇、笋片和火腿片摆在鸡面上,上笼蒸2小时左右,待母鸡酥烂时取出食用。

适应证：适用于卵巢囊肿并现神疲体倦,气短懒言,乏力,动则益甚,下腹隐痛喜按,月经后期量少,舌淡黯,边有齿印,脉细涩,证属气虚血瘀者。

（3）菱角薏米花胶粥

配方：菱角500g,生薏米100g,花胶(鱼肚)150g,陈皮半个,黏米适量,盐少许。

制法：将各材料分别用清水洗净备用;菱角去壳取肉,花胶先用清水浸透发开并切块;瓦煲内加适量清水,猛火煲至水滚后放入材料,候水再滚起改用中火继续煲至黏米开花成稀粥,调味即可食用。

适应证：适用于卵巢囊肿,并见肥胖,带下量多、黏稠,色黄有异味,阴痒,舌淡红,苔白腻,脉滑,证属脾虚湿盛者。该粥不燥热,适合一家老少日常食用,可健脾养肝肾,但夜尿频或遗尿者不宜。

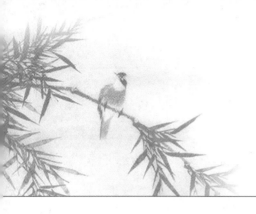

第二部分　方药心悟

一、22首妙方

1. 四物类调经要方

四物汤出自唐代《仙授理伤续断秘方》，又被称为"地髓汤"（《圣济总录》）、大川芎汤（《鸡峰普济方》），是从《金匮要略·妇人妊娠病脉证并治》中，治妇人漏下的"胶艾汤"去阿胶、艾叶、甘草三味化裁而成，功可补血调经，善治月经不调、子宫内膜炎、附件炎、子宫发育不全等血虚证类，是妇科调经的基本方。

四物汤，今已引申到治疗血虚证类，为养血良方。专治营血虚滞的头晕目眩，心悸惊惕，失眠多梦，面白无华，形瘦乏力，以及妇女经少，闭经痛经，舌淡脉细诸证。由4味药组成，原方熟地、当归、白芍、川芎，现在应用有所扩大，所有的血虚证均可以四物汤为基本方，但应注意不要用熟地。四物汤为双向调节，如原方川芎改成5g，便为养血方，以养血为主；如白芍改成赤芍，川芎用到10g，为和血方，和血活血，这时四物汤既能养血又能活血，当然一般不用熟地而用生地，因为熟地滋腻碍胃。但如果川芎用量超过10g，会引起头痛，治疗中应当注意。

明·薛己撰《正体类要》，以四君子合四物汤加姜枣而成"八珍汤"，成为气血双补的代表方，用治气血双亏的心悸气短，面白倦怠，眩晕纳差，舌淡脉弱诸证；明·张介宾著《景岳全书》再加益母草（可用10g）制成丸剂，名为"八珍益母丸"，专治妇女月经不调，腰酸带下属气血双亏证类；将八珍汤去茯苓，加黄芪（用生黄芪15g）、川断（可用15g）、黄芩（可用10g）、砂仁（用5g后下）和糯米，名为"泰山磐石散"，专治妇女气血双亏，先兆流产；宋《太平惠民和剂局方》在八珍汤内加入黄芪（用生芪15g）、肉桂（用5g），名为"十全大补汤"，既增补气之力，又加温肾之效，可治气血双亏而兼肾阳不足的虚劳喘咳，遗精崩漏，形寒尿频，腰膝酸软诸证。

2. 解郁调经丹栀逍遥散

丹栀逍遥散出自《古今医统》，又叫加味逍遥散、八味逍遥散，主要由当归、白芍、白术、柴胡、茯苓、甘草、煨姜、薄荷、丹皮、山栀子几味药组成，是调和肝脾的良方。丹栀逍遥散是在逍遥散的基础上加丹皮、栀子,以清热凉血,适用于肝脾血虚,内有郁热,日晡潮热,自汗盗汗,腹胁作痛,头晕目眩,怔忡不宁,颊赤口干;妇人月经不调,发热咳嗽;或阴中作痛,或阴门肿胀。肝郁血虚日久,则生热化火,此时逍遥散已不足以平其火热,故加丹皮以清血中之伏火,炒山栀以清肝热,并导热下行。临床尤多用于妇女肝郁血虚有热所致的月经不调,经量过多,日久不止,以及经期吐衄等。

沈老临床多用丹栀逍遥散治疗妇女肝郁血虚导致的月经不调等病证。清代叶天士指出:"女子以肝为先天之本"。肝气条达对女子月事以时下有重要作用,且肝主藏血,肝气郁滞,藏血功能受碍,易引起气郁血虚。沈老提倡月经不调应当"分期论治",经前调气多采用丹栀逍遥散清肝胆郁热,调和肝脾气机,理气补血,达到治疗肝郁血虚导致的月经不调的目的。同时,由于甘草甘碍脾胃,临床不用,薄荷不用后下,增强清肝泄热之力,栀子应该用生栀子。临床中又增香附以加强疏肝之力,用于因郁怒伤肝所致的往来寒热,带下黄赤,胁痛心烦,面青口苦,脉弦,小便数等;加钩藤清热平肝;加麦冬、芦根养阴生津,专治干咳。

3. 健脾调经四君类

四君子汤出自宋《太平惠民和剂局方》,由人参、白术、茯苓、炙甘草四味组成。多用于治疗脾胃中虚,运化不健导致的气短乏力,食少便溏,舌淡脉细的女子月经不调。中医治虚证主要有两种思想:一种是李东垣为主的脾胃派,认为补虚治虚证必须健脾,因脾为后天之本,创建了很多健脾补气的方剂;第二种是以赵献可为代表,著有《医贯》,主张从肾来调治虚证,虚证要补肾,从先天之本来治。调肾效果不佳时,反过来补气健脾,多能收获较好的效果。

四君子汤是健脾的主方,沈老多用其治疗脾虚不健导致的妇女月经失调。化裁时在四君子汤原方的基础上去掉炙甘草,因为沈老认为炙甘草中有肾上腺皮质激素,多用后会引起钠水潴留,引起水肿。参、术、苓是健脾的药,而且能化湿,用人参、白术来健脾,用茯苓来化湿,脾虚生湿,3味药既能健脾又能化湿。在临床中,人参比较少用,现多用党参代替。对于脾虚气不健运导致的月经不调,采用四君子汤类健脾补气作用明显,临床凡见气虚证候均可加味应用,可谓健脾补气之祖方。

宋·钱乙所撰《小儿药证直诀》中加陈皮一味(可用到15g),名为"异功散",加强理气和胃之力,尤消脘胀,可治脾虚纳少,胸脘痞胀证;明·虞抟所撰《医学正传》中再加半夏(用法半夏10g)、姜枣(可祛用),名为"六君子汤",加强温化痰湿之力,尤治脾虚痰湿的咳痰,呕逆证;宋《太平惠民和剂局方》中再加木香(用10g)、砂仁(用10g后下)、生姜(用3g),名为"香砂六君子汤",加强理气散寒之力,可治脾胃虚寒,痰饮中阻,痞痛吐泻证,特别是溃疡病、慢性腹泻和妊娠恶阻；其书以四君子汤加扁豆（用10g）、黄芪（用生芪10g）、藿香（用叶10g），名为"六神散"或"加减四君子汤"，加强健脾消食除湿之力，用于调理脾胃，纳差吐泻证，酌量后特别治疗小儿乳食失调，疳积低热，吐泻不止证；明·王肯堂撰《证治准绳》，以四君子汤加葛根（生葛根10g）、木香（用10g）、藿香（用叶10g），名为"七味白术散"，健脾和胃之外，还增清热生津之力，专治兼见脾虚纳少，发热口渴的月经失调证。

4. 化痰调经温胆汤

温胆汤始载于唐《备急千金要方·卷十二·胆腑》篇中，"治大病后，虚烦不得眠，此胆寒故也"，为安神方剂。后始增入茯苓并扩大其主治范围，如宋《三因极一病证方论》，明《景岳全书》均主治"气郁生涎"，开始转成治痰方剂。自清《成方便读》主治"胆虚痰扰"，正式成为治疗痰浊的主方。

经陈言化裁，将《备急千金要方》温胆汤原方，减少生姜用量，增入茯苓1味，后人又加入大枣，组成现今治痰浊的"温胆汤"。其中温药3味（半夏、陈皮、生姜），凉药1味（竹茹），平药3味（茯苓、甘草、大枣），总以辛温组方，寒热并用，辛苦兼施，酸甘相配。辛温而不热，清热而不寒，祛痰而不燥，健脾而不腻。全方性平气和，由原方的温复胆气扩大为温顺胆气，和胃祛痰，清净胆腑。由原方主治虚烦不得眠扩大为治痰浊证的主方，解除木郁土壅、痰浊内生证。

近用"温胆汤"治痰浊化热证导致的妇人肥胖、月经失调常能获效。要掌握6个主症：苔腻、脉滑、头重、胸满、口黏、纳呆，其中尤以苔腻为要，可以"一锤定音"，所谓"但见苔腻一证便是，其余不必悉具"。应用时还宜加减：竹茹清热祛痰为主药；云苓、陈皮健脾祛痰，截断"生痰之源"为辅药；枳壳理气行滞，利于痰浊排除，为佐使药。温胆汤仅用此4味为基础药。方中半夏虽可化湿祛痰，但因其燥性，对于痰浊化热不宜使用；生姜虽能祛痰，但因其辛温，对痰浊化热也不宜用；炙草味甘，大枣滋腻，均不利痰浊之祛，故此4味均删除不用。痰浊最易闭窍，为利于祛痰应伍透窍豁痰的石菖蒲，畅行气血的郁金，这样祛痰主方温胆汤就由竹茹、枳壳、云苓、陈皮、石菖蒲、郁金6味组成。

沈老临床应用温胆汤治疗女科病时，临床灵活加减应用。如沈老提出祛痰序贯四步：第一步：三竹换用：竹茹、天竺黄、竹沥水。第二步：佐以化湿：茵陈（后下）、泽泻。第三步：佐以散结：海藻、昆布。第四步：佐以软坚：生龙骨、生牡蛎、海蛤壳。这是根据痰湿的程度逐步加大祛痰力度。"三竹"换用，指若用竹茹腻苔不退者，便干热盛改用天竺黄，痰多咳促改用竹沥水，这是第一步。不效再加茵陈、泽泻，以增利湿祛痰之力，这是第二步。或本就苔腻，亦可直接加入。再不效，加入散结的海藻、昆布，这是第三步。腻苔依然不退，最后可加软坚的生龙骨、生牡蛎、海蛤壳，这是第四步。

同时，又根据临床实际情况进行以下加减：一般妇女病常配伍加鸡血藤、香附、伸筋草、丹参、川楝子、益母草、当归理气活血；痛经,经期发热多配伍使用青蒿、银柴胡、生芪、桑白皮、车前草补气利湿、清热凉血；更年期妇女则选加蛇床子、泽兰、川断、桂枝、白芍、牡蛎温肾助阳、通利经脉。

5. 散寒调经温经汤

温经汤出自《金匮要略》,又名调经散(《仁斋直指方论·附遗》)、大温经汤(《丹溪心法附余》)、小温经汤(《血证论》),为妇科调经之祖方。温经汤的组成为吴茱萸、当归、芍药、川芎、人参、桂枝、阿胶、牡丹皮、生姜、甘草、半夏、麦冬。温经汤主要功用为温经散寒,养血祛瘀,主治冲任虚寒,瘀阻胞宫证。

临床见漏下不止,月经不调,或前或后,或逾期不止,或一月两行,或经停不至,见傍晚发热,手心烦热,唇口干燥,少腹里急,腹满,舌质暗红,脉细而涩等有很好的效果。对妇人久不受孕的患者也具有很好的效果。所治漏下不止、月经不调、经行腹痛、闭经、不孕之病证,皆由冲任虚寒,瘀血阻滞引起。冲为血海,任主胞胎,二经起于女子胞中。《素问·上古天真论》说:"二七而天癸至,任脉通,太冲脉盛,月事以时下,故有子。"可见妇女月经的行止与孕育和冲任二脉息息相关。若冲任虚寒,固摄无力,另加瘀血阻滞,血不循经,容易导致漏下不止或逾期不止。冲任为奇经八脉,八脉系于肝肾。冲任虚寒本质是肝肾虚寒。温经汤中既有阳气亏虚,虚寒内生、寒凝血瘀之病变,又有阴血不足,虚热瘀热内生之病机,属虚实寒热夹杂之候,所以不能单纯使用祛瘀之法,应当寒热攻补共投,所以方中有温经散寒、祛瘀养血,稍佐清热之意。

沈老在临床使用时,主要的药是桂枝、当归、炮姜和艾叶,但一定要加生山楂,加强活络的作用,生山楂可用15~30g。还有一味药就是丹参,用至30g,"一味丹参饮,功同四物汤"。临床可以再选加调整内分泌的枸杞子、菟丝子、仙灵脾、河车粉、鹿角霜、补骨脂;若小腹冷痛甚者,去丹皮、麦冬,加艾叶、小茴香;少腹胀满属气滞者,加香附、乌药以行气止痛;经血色紫暗,血块多者,去阿胶,加桃仁、红花,增强活血祛瘀之功;若阴虚内热明显,去吴茱萸、生姜、半夏,加生地、女贞子、旱莲草,补益肝肾之阴。

6. 阴阳双调地黄类

地黄汤(丸)又名六味地黄丸。出自宋·钱乙所撰《小儿药证直诀》,由熟地黄、山萸肉、干山药、泽泻、牡丹皮、白茯苓六味组成。滋补肾阴,专治肾阴不足,虚火上炎的五心烦热,腰酸头晕,咽干耳鸣,盗汗遗精,舌红苔净,脉沉细数。

地黄汤组方三补三泻。熟地滋补肾阴,山药滋补脾阴,山萸肉滋补肝阴。补中有泻,泽泻清泻肾火,防熟地之滋腻;云苓淡渗脾湿,助山药之益脾,温中有清;丹皮清泻肝火,制山萸之温。六味地黄本从《金匮要略》的肾气丸减温燥的桂附而成,原治小儿发育不良的"五迟"证,现今广泛用于肾阴不足证,特别治疗功能失调性子宫出血、甲状腺功能亢进、糖尿病、慢性肾炎、肺结核、高血压、神经衰弱等属肾亏证类,为补肾之效方。

沈老在清·董西园撰《医级》杞菊地黄汤的基础上再做变化,调肾阴阳方变为枸杞子、野菊花、生地、黄精、生杜仲、桑寄生六味药为主。其中枸杞子、生地、黄精滋肾阴,生杜仲、桑寄生调肾阴阳,同时配伍野菊花清热解毒,合并高血压时换用白菊花。由于熟地滋腻碍胃,换为生地。全方配伍尊崇张景岳"欲补阴者,必于阴中求阳;欲补阳者,必于阳中求阴"的思想,阴阳同调,达到调肾阴阳的目的。临床在妇女舌淡苔薄,腰酸乏力,月经量少,清稀色淡的肾亏证候经常使用。同时,临床妇女不孕者,多以其肾之阴阳失调,月经紊乱所致,用调肾阴阳方治疗多能获效。如果要增强清降相火之力,治疗阴虚火旺证,多加知母、黄柏(各用10g),名为"知柏地黄丸";若见肝肾阴虚,痛经严重且兼见胁痛眩晕者加当归、白芍(各用10g),名为"归芍地黄丸"。

7. 加减二仙汤调肾种嗣

"二仙汤"出自上海的经验方,由仙茅、仙灵脾、当归、巴戟天、黄柏、知母6味组成,温肾阳,滋肾阴而泻虚火,调冲任。原治更年期高血压,既可明显降压,又能改善症状,实为效方。后又扩大应用于更年期综合征、更年期精神分裂症、闭经、肾炎、肾盂肾炎、神经衰弱、糖尿病以及众多慢性病属肾亏阴阳两虚,虚火上炎者。其组方十分精当严谨,以仙茅、仙灵脾、巴戟天温肾补精,知母、黄柏滋阴泻火,当归调理冲任。

内分泌系统是人体的体液调节系统,由内分泌腺及脏器中的内分泌组织组成。在神经系统的支配和物质代谢反馈调节基础上释放激素。其主要功能是调节体内的代谢过程,以及各脏器功能、生殖衰老、生长发育等众多生理活动,以维持人体内环境的相对稳定和适应复杂多变的体内外变异。其腺体组织自上而下多达15种以上,如下丘脑、脑垂体、甲状腺、甲状旁腺、胸腺、肺、心、胰岛、脾、胃肠、肾、肾上腺、卵巢、睾丸、前列腺等。内分泌疾病可分为五类:原发于内分泌腺或组织的疾病(如肿瘤等),继发于非内分泌病的内分泌腺或组织功能异常(如肾衰的内分泌失常等),非内分泌肿瘤引起的异源性激素综合征(如癌症引起的异源性促肾上腺皮质激素综合征等),受体功能失常引起的内分泌病(如肾原性尿崩症等),长期激素治疗引起的内分泌病(如强的松引起的垂体-肾上腺皮质功能减退症等)。

沈老认为内分泌紊乱是指其功能紊乱,如见头痛且晕,五心烦热,腰酸膝软,尿频失眠,月经不调,舌红苔黄,脉沉细数,属肾亏精损,阴阳失调,虚火上炎证类。无论男女,均可投以"二仙汤"试治,方用仙灵脾、蛇床子(因仙茅温燥有小毒,故以温润的蛇床子代之)、知母、黄柏、当归、巴戟天。临证时还可加味:增加行气透窍,调整大脑皮质功能的石菖蒲、郁金;增加调肾阴阳的生杜仲、桑寄生、川断;增加调理冲任的泽兰、鸡血藤。增加升清降浊的川芎、川牛膝;增加宁心安神的炒枣仁、夜交藤;增加补而不滞的云苓、泽泻、陈皮。

沈老提到调肾主要有两个方剂:一个是杞菊地黄汤;一个就是二仙汤加减。杞菊地黄汤和加减二仙汤应用的区别有两条:第一,妇女月经不调要用二仙汤(生育年龄需用二仙汤),男子肾亏要用杞菊地黄汤;第二,偏于阳虚的用二仙汤,偏于阴虚的用杞菊地黄汤。这两个都是调肾阴阳的好方,但各有偏重。

8. 艾附暖宫丸善种子

"艾附暖宫丸"系明·龚廷贤撰《寿世保元》方,原方由艾叶、当归各9g,香附18g,吴茱萸、川芎、白芍、黄芪各6g,续断4.5g,生地3g,肉桂1.5g组成,糊丸,梧子大,饭后淡醋汤送服50~70丸,功能温暖子宫,调经止痛。

妇人不孕大多系宫寒所致,故暖宫可种子。艾附暖宫丸系温肾暖宫良方,用于种子时组方如下:温肾用生地、肉桂、续断,还可选加仙灵脾、菟丝子、蛇床子、补骨脂、巴戟天、鹿角霜;暖宫用艾叶、香附,还可选加炮姜、川椒、乌药、小茴香;补气健脾用生芪,还可选加炒白术、黄精、山药、仙鹤草、白扁豆;养血柔肝用当归、炒白芍,还可选加枸杞子、女贞子、首乌、阿胶珠、桑椹;补中有行用川芎,还可选加木香、陈皮、郁金。

临床应用还要辨证加味:月经量少选加三七粉、丹参、鸡血藤、泽兰、益母草;痛经选加川楝子、元胡、赤芍、桃仁、蚕沙;腰痛选加老鹳草、鸡血藤、牛膝、狗脊、桑寄生、生杜仲。"艾附暖宫丸"有成药,其服法可仿"桂枝茯苓丸"。

艾附暖宫丸指的是艾叶和香附,主要用于温肾,其中鹿角霜、路路通和蛇床子这3味是主药。日本研究蛇床子含雄性激素,其唯一的副作用是口唇麻,如果煎药在半小时以上便可去麻,也可以把蛇床子改成菟丝子。暖宫,除了艾、附以外,加炮姜、川椒、乌药和小茴香。尤其是炮姜,生姜不用,炮姜要多用,是温通的一味好药。另一味药就是乌药,既能行气又能温通。加上补气的药,就更能提高疗效。治女子的病必须调肝,调肝的主药就是香附,还要加上柔肝的当归、白芍。用阿胶要烊化,熬药比较难,服用也困难,可改用阿胶珠,阿胶珠是阿胶用蛤粉炒,炒后成一个圆球形,不用烊化,可以放在汤药里一起熬,用15g。调经药里面有2味主要的药,一个气一个血,即香附和鸡血藤,行气还可以用郁金,郁金也是双向的,既能行气又能活血。

9. 平胃散治体胖不孕

体胖不孕常因痰浊阻宫所致,临床常见经少经闭,形胖乏力,纳差脘胀,腰酸带多,苔腻脉滑。其治专祛痰浊,"平胃散"宜之。

"平胃散"出自宋《太平惠民和剂局方》,由陈皮、厚朴、苍术、甘草四味组成,燥湿运脾,行气和胃,专治湿困脾胃证。临床见脘腹胀满,纳差口淡,呕恶嗳气,倦怠嗜卧,身体沉重,苔厚脉缓。方中重用苍术为主药,温燥运脾。辅以厚朴化湿除满,行气消胀,佐以陈皮、甘草和胃理气。《太平惠民和剂局方》再加藿香、半夏,增强化湿之力,名为"不换金正气散"。宋·骆尤吉编《内经拾遗方论》,经明·刘浴德、朱练增订,名为《增补内经拾遗方论》,将"平胃散"与"小柴胡汤"合用,名为"柴平散"(以银柴胡代柴胡),燥湿运脾,和解少阳,专治湿疟。

"平胃散"治体胖不孕临床组方如下:燥湿用炒苍术15g,法半夏10g,行气用厚朴10g,运脾用云苓15g,陈皮15g,和胃用神曲15g,调经用丹参30g。临证加味如下:经少闭经选加泽兰10g、益母草10g、赤芍10g、鸡血藤15g、香附10g、郁金10g、红花10g;纳差脘胀选加生山楂15g、莱菔子10g、神曲15g、生鸡内金30g、大腹皮10g、木香10g;腰酸带下选加生苡仁10g、黄柏10g、川牛膝15g、车前草30g、老鹳草10g、川断10g、蛇床子10g。

这里"平胃散"不是治胃,而是用来治疗体胖不孕,妇人体胖不孕,月经量少,甚至闭经,就要燥湿,用平胃散。

七味"平胃散"也可共研细末装入1号胶囊(0.3g),经期随汤剂服用,每煎先服5粒,每天2次。平时早晚各服5粒,可以不加汤剂,唯在排卵前后1周内,按经期方法服用。

10. 完带汤治虚带

完带汤出自《傅青主女科》卷上,因可使脾健湿消,带下得止,净尽无余,故名"完带汤"。完带汤组成为白术、山药、人参、白芍、车前子、苍术、甘草、陈皮、黑芥穗、柴胡。本方为治疗脾虚白带的常用方。临床以带下绵绵不止,清稀色白无臭,舌淡苔白,脉濡缓为其辨证要点。

本方所治白带多为脾虚肝郁,湿浊下注所致。傅青主言:"夫白带乃湿盛而火衰,肝郁而气弱,则脾土受伤,湿土之气下陷,是以脾精不守,不能化荣血以为经水,反变成白滑之物,由阴门直下,欲自禁而不可得也"(《傅青主女科》卷上)。肝郁伤脾,脾虚生湿,湿浊下注,带脉不固,可见带下色白或淡黄,清稀无臭,面色㿠白,倦怠便溏,舌淡苔白,脉缓或濡弱等症,均为脾虚湿盛之证。

沈老临床中用完带汤治疗脾虚白带清稀色白,临床多加减变化灵活运用。若兼湿热,带下兼黄色者,加知母、黄柏清热燥湿;兼有寒湿,小腹疼痛者,加肉桂、小茴香温经散寒止痛;腰膝酸软者,选加生杜仲、川断补肾强腰;若病久不愈,白带色白如霜,加鹿角霜温肾涩带;日久病有滑脱者,选加生龙骨、生牡蛎固涩止带。

11. 四妙丸止黄带

元《丹溪心法》组"二妙散",由黄柏,苍术两味药组成。明《医学正传》加一味导药下行的川牛膝,以增其清热之力,名为"三妙丸"。临证应用再加一味利湿的生苡仁,则清热利湿之力更宏,名为"四妙丸"。临床可见湿热下注证,症见湿热走注之筋骨疼痛,或湿热下注,两足痿软无力;或足膝红肿热痛,或湿热带下;或下部湿疮,湿疹,小便短黄,舌苔黄腻。

《素问·生气通天论》云:"湿热不攘,大筋緛短,小筋弛长,緛短为拘,弛长为痿。"湿热相搏,着于下肢而成湿热下注;阻于经脉、筋骨,易发筋骨疼痛,足膝红肿热痛。湿热不攘,筋脉弛缓,则两足痿软无力,而成痿证。若湿热下注带脉、前阴,则带下浑浊、腥臭,或下部湿疮。小便短黄,舌苔黄腻,为湿热下注之象。

妇女黄带过多,多因湿热下注所致。另有"丹毒"又称"流火",多系湿热下注,热壅成毒,用"四妙散"有效。其加减如下:清热解毒,选加制大黄、金银花、玄参;清热燥湿,选加萆薢、土茯苓、竹茹;凉血解毒,选加紫花地丁、当归、赤芍、丹皮、生栀子、黄连。每剂煎2汁分服,再煎第3汁冷敷患部可以增效。

12. 少腹逐瘀既调经又可治精索静脉曲张

"少腹逐瘀汤"由活血逐瘀的川芎、赤芍,温经止痛的小茴香、没药、五灵脂、蒲黄、肉桂、元胡、干姜,和血养血的当归组成。重在温经,专治瘀阻少腹,积块痛经,月经不调,经少瘀块,崩漏凉痛,舌质紫黯,脉弦涩。近用治妇女痛经、闭经、盆腔炎、子宫肌瘤、卵巢囊肿、宫外孕、更年期综合征、神经官能症、肠粘连等。

在临床应用中,注意三要:一要重视止痛,瘀阻必痛。有些止痛药如蒲黄、五灵脂、乳没等常常伤胃,应选川楝子、元胡、白芍、香附、乌药、木香、三七等。二要消癥,瘀阻常致癥瘕积块,消癥药可选丹参、鳖甲、山慈菇、郁金、白花蛇舌草、泽兰、生牡蛎等。三要引经,上行下达,尤其重用川牛膝,入脏达腑,应用脏腑引经药,尤其引入肝经,如川楝子、薄荷、栀子等。

13. 镇痛通用金铃子散

宋·王怀隐等编《太平圣惠方》,组成"金铃子散",仅金铃子、元胡各1两,两味为末,每服3钱。方以金铃子疏肝泄热,行气止痛,辅佐元胡活血行气,增其止痛之力,主治肝郁化火的诸般痛证,如胸脘胁腹疼痛,痛经疝痛,舌红苔黄,脉弦或数。

临床川楝子、元胡系镇痛主方,尤其用于实痛有效。应用时要作加味,如头痛加川芎、天麻,项痛加葛根、白菊花,胸痛加全瓜蒌、苏木,脘痛加木香、厚朴,腹痛加大腹皮、鸡血藤,胁痛加柴胡、枳壳,痛经加香附、丹参,疝痛加炒橘核、荔枝核。热痛加生栀子、赤芍、丹皮,寒痛加乌药、桂枝。因川楝子、元胡药性平和,虚痛时也可用之,唯应加生芪、当归、白芍扶正为宜。总之,痛证镇痛,金铃子散首当其冲。

14. 桂枝茯苓丸消子宫肌瘤

张仲景在《金匮要略·妇人妊娠病脉证并治》篇中设"桂枝茯苓丸",专治

"妇人宿有癥病"。其方由桂枝、茯苓、丹皮、芍药、桃仁五味组成,蜜丸如兔屎大,每日食前服1丸,不效,加至3丸。功能活血化瘀,缓消癥块,也治瘀血经闭,瘀血痛经,瘀血崩漏,难产胞衣不下,产后瘀阻,恶露不尽等。

子宫肌瘤常由瘀血闭阻,郁久成癥所致,"桂枝茯苓丸"是效方。临床应用组方如下:桂枝、茯苓、赤芍、丹皮、桃仁、红花、当归、丹参、香附、郁金、鸡血藤。

子宫肌瘤与内分泌紊乱有关,选加调整内分泌功能的蛇床子、女贞子、泽兰、川断、仙灵脾、菟丝子,再选加软坚散结的夏枯草、生牡蛎、山慈菇、浙贝母、海藻,均可提高消癥疗效。"桂枝茯苓丸"有成药,服法:经期汤剂送服成药,平时汤剂每剂煎2汁,分2个晚上服,上下午各服成药。一般需要调治2~3个月经周期,再复查B超对照。

15. 当归补血汤止崩漏

当归补血汤又称黄芪当归汤(《兰室秘藏》卷上)、补血汤(《脉因症治》卷上)、芪汤(《周慎斋遗书》卷五)等。主要由黄芪、当归两味药组成,黄芪用量较大,多为当归的六倍。黄芪甘温纯阳,功擅补气固表,本方重用该药,取其量大力宏,以急固行将散亡之阳气,浮阳若得挽回,则诸危殆之候可缓,此即"有形之血不能速生,无形之气所当急固"之理,且其补气亦助生血之功,使阳生阴长,气旺血充,本方用之为君。当归养血和营,补虚治本为臣,得黄芪生血之助,使阴血渐充,阳气渐可潜涵,虚热自退。本方特点主要表现在大剂补气之药配伍少量补血之品,重在益气固表以治阳浮之标,并希望补气生血之力恢复血虚之本,所以尤宜于血虚阳浮发热之证。

本方为血虚发热证而设,临床多见肌肤发热,口渴喜热饮,面红,舌淡,脉大而虚,重按无力等。多用于治疗妇人经期及产后血虚发热等属于血虚阳浮证者,同时亦可治疗各种贫血、过敏性紫癜、妇人月经过多,以及疮疡久溃不愈等属血虚气弱或气不摄血者。

若临床见血虚证而无阳浮发热者,宜减少黄芪之量,若见气不摄血之出血证,加仙鹤草、茜草、藕节炭等加强止血之力。

16. 补中益气汤定胎漏

金·李东垣撰《脾胃论》,创建益气升阳的代表方"补中益气汤"。方内补中用人参(血糖不高者可用党参代之)、生芪、白术、甘草;"血为气母",养血补气用当归;升举轻用升麻、柴胡,升阳恐泄利故不用可补中但淡渗的茯苓、苡仁等;补而不滞用陈皮。专治中气不足,气虚下陷证以及气虚发热证。

脾主运化,胃主受纳,二者同居中焦,以消化水谷,摄取精微而营养五脏六腑、四肢百骸。脾胃健运,则精力旺盛,气血充沛,故称之为"后天之本,营卫气血生化之源"。本方为补气升阳,甘温除热的代表方,临床见有脾胃虚弱,清阳不升或中气下陷,或长期发热的任何一个症状或体征,并伴体倦乏力,面色萎黄,舌淡脉弱等脾胃气虚征象可使用本方。

本方多用于治疗肌弛缓性疾病,如子宫脱垂、胃肝脾肾等内脏下垂、胃黏膜脱垂、脱肛、疝气等,还可以治疗内伤发热,泄泻,失眠,头痛,健忘,崩漏,带下,胎漏等。胎漏即先兆流产,是妇产科的常见病,发病率越来越高。由于补中益气汤的补中升举,故定胎漏有效。临床组方如下:白参、生芪、炒白术、升麻、柴胡、陈皮。"胎前宜清"可选加黄芩、竹茹、黄连、连翘、公英。"补肾养胎"可选加川断、生杜仲、桑寄生、狗脊。"养血安胎"可选加阿胶、生地、大枣。如仍有呕吐反应,可选加苏梗、砂仁。如已见红可选加仙鹤草、生牡蛎、侧柏叶。另外,若见心烦乱,腹中或周身有刺痛,多为血涩不足,可加当归补血活血;精神倦怠乏力,加人参、灵芝、红景天等补气;腹中痛加白芍、蚕沙柔肝敛阴止痛。

17. 羚羊钩藤汤平子痫

"羚羊钩藤汤"系清·俞根初等著《通俗伤寒论》方,由羚羊角粉、钩藤、桑叶、川贝、生地、菊花、茯神、白芍、竹茹、生甘草十味组成。平肝息风,清热止痉,专治热极动风,肝阳化风证。

平息子痫,"羚羊钩藤汤"宜作加减:滋水涵木用生地10g,白菊花10g,还可选加枸杞子10g,女贞子10g,黄精10g,首乌10g。平肝息风用钩藤15g(后下),羚羊角粉0.6g(冲),白芍10g,还可选加珍珠母30g,生石决明30g,生牡蛎30g,地龙10g。平肝清热用桑叶10g,竹茹10g,还可选加薄荷10g,夏枯草10g。扶脾宁神用茯苓15g,还可选加山药10g,白扁豆10g。

子痫乃急危重症,宜辨证加味:头痛眩晕选加川楝子10g,元胡10g,葛根10g,天麻10g,川芎10g;强直抽搐选加蝉衣5g,僵蚕10g,防风10g,荆芥10g;昏厥者选用"三宝"救治。

妊娠晚期或临产时,突然血压升高,可高达180/110mmHg,轻者头痛眩晕,抽搐肢麻,重者全身强直,甚至昏厥。此时常因水不涵木,肝风内动所致,用"羚羊钩藤汤"可平。

18. 下乳汤疗乳汁难下

产后3天乳汁不下或下之甚少,宜速投温补之剂,主要从脾肾着手,还要注意3佐:一佐和血通络,通利乳络;二是寒性反佐以防上火;三是和胃消导以免腻滞。为此,沈老自拟沈氏女科下乳汤方:生黄芪15g,当归10g,蛇床子10g,菟丝子10g,川芎10g,蒲公英10g,炒白术10g,王不留行10g,炒橘核15g,路路通10g,生谷麦芽各30g,莱菔子10g。

本方中沈老使用黄芪、当归组成的当归补血汤养血补血,川芎活血祛风、通络止痛,蛇床子、菟丝子温肾壮阳、补肾益精,蒲公英清热解毒,寒性反佐以免上火,炒橘核、王不留行、路路通等理气通经络,尤其对通乳络效果显著,炒白术、生谷麦芽、莱菔子等和胃消导以免腻滞,诸药合用,使乳络畅通,乳汁得下。

19. 托痈活络汤治产后乳痈

产后乳痈即乳腺炎,系感染所致,故医者常投清热解毒之品,殊不知清热药多苦寒,可伤胃气,并致寒中胞宫而后患无穷。所以应少投清热解毒之品,多以补托活络立法。

沈老自拟方:生黄芪15g,当归10g,蒲公英10g,鹿角霜15g,丹参30g,香附10g,赤芍10g,炒橘核15g,青皮10g,路路通10g,制大黄10g,王不留行10g,对产后乳痈效果显著。方中鹿角霜温肾助阳、通络止血,香附、炒橘核、青皮等理气通络,丹参、赤芍、路路通、王不留行等活血以通络,制大黄通腑泄热去久积之邪热。全方调补气血,补托活络,对产后乳痈效果显著。

20. 黄芪桂枝五物汤治产后节楚

产后保养不慎,感受风寒,骨节酸楚一症最难治愈。除遵古训"产后宜温",以温补气血为治外,不可忽视温通之力,补而不通其楚难除。另外,还要用引经药方能增其药力。

沈老临床中使用黄芪桂枝五物汤加减,具体处方如下:生黄芪15g,当归10g,鸡血藤10g,老鹳草10g,桂枝10g,秦艽10g,生杜仲10g,桑寄生10g,桃仁10g,川断15g,怀牛膝15g,防风己^各10g,晚蚕沙10g(包),三七粉3g(冲)。黄芪、当归温补气血,桂枝、鸡血藤温经散寒通络,生杜仲、桑寄生、怀牛膝、川断补肾益精填髓,秦艽、防风己散寒祛风,三七粉、桃仁养血活血,蚕沙燥湿祛风、活血定痛,全方共用散寒除湿、活血定痛,共治产后节楚。

21. 消斑外涂方祛外阴白斑

外阴白斑多因湿热下注所致,临床中外阴白斑应当根治,否则有癌变之虑。主要靠外治法,既熏洗又外涂。

对此,沈老自拟消斑外涂方:蝉衣15g,苦参10g,鹤虱30g,仙灵脾30g,威灵仙15g,薏苡仁15g,煎水坐浴熏洗。每天1~2次,30天为一个疗程。同时,用蛤壳粉30g,生黄柏60g,生石膏30g,冰片5g,共研细末,九华膏调涂患处。全方共用,祛风除湿、温肾止痒,使外阴白斑得以治愈。

22. 桂枝龙牡汤男女同用能种嗣

桂枝龙骨牡蛎汤出自《金匮要略·血痹虚劳病脉证并治》"夫失精家,少腹弦急,阴头寒,目眩,发落,脉极虚芤迟,为清谷,亡血,失精。脉得诸芤动微紧,男子失精,女子梦交,桂枝加龙骨牡蛎汤主之。"主要由桂枝、芍药、甘草、生姜、大枣、龙骨、牡蛎七味药组成,主要治疗阴阳气血失和所致的虚劳失精,具有调和营卫、摄阴补阳、安神固涩的作用,是治疗男子失精,女子梦交的效方。本方刚柔相济,有调和阴阳,交通心肾之功。故凡阴阳失调之自汗,阴不摄阴之遗精,或心阴阳虚之失眠等均可用之,实为治虚劳之良剂。方中的龙骨、牡蛎,张锡纯谓"此药但敛正气,而不敛邪气。"临床验之,确属可信,故外邪未尽,营卫不和之自汗,亦可用之。

沈老在桂枝龙牡汤原方的基础上加减,去掉滋腻碍胃的姜、枣、草,加上温补肾阳的肉苁蓉、巴戟肉、蛇床子、仙灵脾、菟丝子,香附疏肝解郁,理气宽中,常作为妇科引经药使用,九香虫不仅可以理气止痛,还能温补肾阳、红花活血通经、祛瘀止痛。加减后的桂枝龙牡汤对年龄较大的求嗣男女效果颇佳。

二、50味效药

1. 黄芪补气止崩漏

黄芪甘,微温,入脾肺经,具有补气健脾,升阳举陷,益卫固表,利尿消肿,托毒生肌的功效,该药药性平和,应用广泛,临床各证,凡见气虚,均可投以黄芪。《本草汇言》曰:"黄芪,补肺健脾,实卫敛汗,驱风运毒之药也。"《医学衷中参西录》曰:"能补气,兼能升气,善治胸中大气(即宗气)下陷。"现代药理研究显示,黄芪主要含苷类、多糖、黄酮、氨基酸等,能促进机体代谢、抗疲劳,能利尿,消除肾炎尿蛋白,能改善贫血现象,能增强和调节机体免疫功能。

沈老临证应用黄芪,有三个要点:

(1)黄芪宜生用。黄芪有生用和炙用之分,生用者固表托疮,利尿止汗偏重,蜜炙者补气升阳偏重,然而蜜炙者滋腻太过,容易碍胃,故沈老提出,黄芪宜生用。

(2)生芪常用10g,重用30g。如临证时出现患者气虚较重者,沈老常黄芪、党参、白术等补气药联合应用,增强补气之力。

(3)与当归配伍使用,治疗气血亏虚导致的月经量少,面色萎黄,神疲乏力等表现时,黄芪与当归的比例一般为3:1。

2. 生地滋阴凉血

生地甘、苦,寒,归心、肝、肾经,功可清热凉血,养阴生津。临证常用于治疗热入营血,壮热烦渴,虚热便血、尿血,阴虚内热,潮热骨蒸,津伤便秘等病证。《本经逢原》云:"干地黄,内专凉血滋阴,外润皮肤荣泽,病人虚而有热者,宜加用之。戴原礼曰,阴微阳盛,相火炽强,来乘阴位,日渐煎熬,阴虚火旺之症,宜生地黄以滋阴退阳……浙产者,专于凉血润燥,病人元气本亏,因热邪闭结,而舌干焦黑,大小便秘,不胜攻下者,用此于清热药中,通其秘结最妙,以其有润燥之功,而无滋润之患也。"现代药理研究显示,生地具有降压、镇静、抗炎、抗过敏、强心、利尿及提高免疫功能的作用。

沈老临证应用生地,有三个要点:

（1）多用生地，少用熟地。地黄有生地和熟地之分，熟地系干地黄用黄酒反复闷蒸晒干而成，具有补血养阴，填精益髓之功效，生地又名"干地黄"，除同熟地补血滋阴外，且苦寒入营血分，为清热、凉血、止血之要药。沈老认为熟地过于滋腻碍胃，影响食欲，生地的功效较熟地更广泛，且不滋腻不碍胃。

（2）在女科疾病中，生地适宜于治疗血热崩漏、产后下血不止、更年期烘热汗出等病证。

（3）生地常用10g，但对于糖尿病、便秘、五心烦热患者，辨证属于气阴两虚证时，应增大剂量，可用至30g，以增强养阴生津之功。

3. 阿胶为产后养血要药

阿胶甘、平，归肺、肝、肾经，为驴的皮，经漂泡去毛后熬制而成的胶块，以原胶块用，或制作成阿胶珠用，具有补血，滋阴，润肺，止血之功，多用治血虚诸症，尤以治疗出血而致血虚为佳。《神农本草经》："主心腹内崩，劳极，洒洒如疟状，腰腹痛，四肢酸疼，女子下血，安胎。"现代研究显示，阿胶多由骨胶原组成，经水解后得到多种氨基酸，具有明显的补血作用，疗效优于铁剂。

沈老临证应用阿胶，有两个要点：

（1）用阿胶珠代替阿胶，原因有二：一是阿胶入汤剂需烊化冲服，然而患者服用阿胶时，烊化比较困难；二是阿胶黏腻，有碍消化，阿胶珠为阿胶用蛤粉炒制而成，可祛除阿胶滋腻之性。

（2）阿胶乃血肉有情之品，为补血要药，尤适宜产后气血大亏患者。

4. 仙鹤草补气止血

仙鹤草苦、涩、平，归心、肝经，具有收敛止血，止痢，截疟，补虚的功效，适用于一切出血证。凡见出血，无论寒热虚实，无论源于哪个部位，均可投用仙鹤草。《本草纲目拾遗》："葛祖方：消宿食，散中满，下气，疗吐血各病，翻胃噎膈，疟疾，喉痹，闪挫，肠风下血，崩痢，食积，黄白疸，疗肿痈疽，肺痈，乳痈，痔肿。"其含仙鹤草素、鞣质、没食子酸及维生素K，可缩短凝血时间，增加血钙和血小板而有收敛止血作用。

沈老临证应用仙鹤草，有四个要点：

（1）补气之功优于止血。仙鹤草，又称为"脱力草"，具有补虚的功效，大凡神疲乏力，头晕目花，气血亏损均可以仙鹤草10~30g配其他补虚之品，如生芪、当归、党参、白术、山药等而获效。医者视仙鹤草只重其收敛止血之力，而常疏于扶正培本之功。

（2）仙鹤草一般使用10~15g，其鲜品疗效更佳，可用至50~60g。

（3）仙鹤草适用于妇人血热妄行或气虚不能摄血，而致月经量多，月经淋漓不断，常配伍茜草、藕节炭同用，达到止血的目的。《滇南本草》云："调治妇人月经或前、或后，红崩白带，面寒背寒，腹痛，腰痛，发热气胀，赤、白痢疾。"

（4）仙鹤草常被沈老用来治疗心气虚导致的心慌、气短、胸闷等病证。仙鹤草具有较好的补心气功效,现代药理研究也显示其能加强心肌收缩。

5. 柴胡疏肝解郁

柴胡苦、辛,入肝胆经,功可解表退热,疏肝解郁,升举阳气,善于疏散少阳半表半里之邪,治疗肝失疏泄,气机郁阻所致的月经不调、经前乳房胀痛以及中气不足、气虚下陷所致脏器下垂。《本草纲目》云:柴胡"治阳气下陷,平肝、胆、三焦、包络相火,及头痛、眩运,目昏、赤痛障翳,耳聋鸣,诸疟,及肥气寒热,妇人热入血室,经水不调,小儿痘疹余热,五疳羸热。"现代药理研究显示:柴胡具有镇静、安定、镇痛、解热、镇咳等广泛的中枢抑制作用,能降低转氨酶、抗肝损伤。

沈老临证应用柴胡,有三个要点:

（1）尤适于经期感冒以及儿童外感发热。

（2）古人有"柴胡劫肝阴"的说法,沈老认为柴胡性升散,不宜久用、大量使用,临证时须配伍使用党参、黄芩。

（3）阴虚阳亢、阴虚火旺患者禁用柴胡,如临证必须使用,可配伍丹皮、栀子克服柴胡之燥性,防止其进一步耗散阴液。

6. 香附调经止痛

香附辛行苦泄,性质平和,主入肝经,善于疏肝理气,调经止痛,为妇科调经之要药,治疗月经不调、痛经,常与川芎、当归、鸡血藤等通用,治疗乳房胀痛,常与陈皮、炒橘核等同用。如《本草纲目》所云:"利三焦,解六郁……妇人崩漏带下,月候不调,胎前产后百病。""乃气病之总司,女科之主帅也。"现代药理研究显示香附对实验动物离体子宫有抑制作用,能降低其收缩力和张力,其挥发油具有轻度雌激素样作用。

沈老临证应用香附,有两个要点:

（1）香附具有较好的镇痛效果,沈老常用来治疗痛经。香附含挥发油,可明显提高痛阈,缓解平滑肌痉挛,对诸痛,无论乳房肿痛、经闭经痛、胎漏坠痛,均可列作主药。镇痛时醋炒效佳。

（2）常与鸡血藤配合使用,治疗经行不畅、将来未至痛经者,疗效颇佳。

7. 橘核消散乳癖

橘核苦,平,归肝经,为橘之种子,功能理气散结、消胀止痛,常用于治疗胁肋胀痛,乳癖,乳痈,疝气疼痛等。《本草汇言》:"橘核,疏肝散逆气,下寒疝之药也……《日华子》主膀胱浮气,阴疝肿疼,或囊子冷如冰、硬如石,下坠如数十斤重,取橘核数两作末,每早、午、晚各服一次,每次用药末一钱,食前酒调下。……又妇人瘕疝,小腹攻疼,腰胯重滞,气逆淋带等疾,以一两,白水煎服立定,盖取苦温入肝,而疏逆气之功也。"现代药理研究显示,橘核具有解热、抑菌、兴奋子宫平滑肌等作用。

沈老临证应用橘核，有三个要点：

（1）橘核生用燥性比较明显，炒用可缓解其燥性，故沈老临证多使用炒橘核。

（2）临证多用于治疗乳癖、乳腺增生等症，常配伍浙贝、夏枯草，散结止痛。

（3）常用剂量为10g，乳房胀痛明显者，用量可适当增大至30g，加强消胀、散结、止痛之功。

8. 薄荷清肝引经

薄荷辛、凉，归肺、肝经，具有疏散风热，清利头目，利咽透疹，疏肝行气等功效，可用于治疗风热外感，头痛，目赤，咽喉肿痛，风疹瘙痒，肝郁气滞等病症。《本草纲目》："薄荷，辛能发散，凉能清利，专于消风散热，故头痛、头风、眼目、咽喉、口齿诸病，小儿惊热，及瘰疬、疮疥，为要药。"现代药理研究显示，薄荷具有扩张皮肤毛细血管，发汗、解热、解痉、祛痰，利胆，抗炎止痛以及抗着床和抗早孕的作用。

沈老临证应用薄荷，有两个要点：

（1）薄荷入肝经，功可清肝，沈老临证常用其治疗肝火上炎导致的头痛、咽喉疼痛，利用其疏肝之功，常治疗肝郁气滞导致的月经不调。

（2）常用剂量为10g。用其疏散风热之功，治疗风热外感时，常后下；而用其疏肝清肝之效，治疗肝火上炎，肝气不疏证时，常正常煎煮，而不后下。沈老认为，薄荷疏散风热的主要成分是挥发油，久煎后挥发油挥发，故应后下；而在清肝火时，主要成分是薄荷醇，正常煎煮有利于有效成分煎出，后下影响效果，故不宜后下。

9. 当归养血和血

当归甘、辛，温，归心、肝、脾经，具有补血调经，活血止痛，润肠通便的功效，常用于治疗血虚、血瘀，月经不调，经闭，痛经，血虚肠燥便秘等病症。《神农本草经》："主咳逆上气，温疟寒热洗洗在皮肤中。妇人漏下，绝子，诸恶疮疡，金疮。"当归为妇科主药，广泛用于妇科经带胎产诸病，现代药理研究显示其对子宫有双向调节作用：结晶成分能兴奋子宫，使其收缩加强；挥发油则抑制子宫，缓解痉挛。此外，具有舒张血管，抗血栓，促进血红蛋白及红细胞生成等功效。

沈老临证应用当归，有两个要点：

（1）利用其对子宫的双向调节作用，炒用治疗经少闭经，生用治疗经多痛经。

（2）常用对药"当归10g配白菊10g"，具有较好的增水行舟之效，常用于治疗水不行舟导致的阴虚便秘以及妊娠期妇女便秘。

10. 丹参 "功同四物"

丹参苦,微寒,归心、心包、肝经,具有活血调经,祛瘀止痛,凉血消痈,除烦安神之功,常用于治疗月经不调,经闭痛经,产后瘀滞腹痛,血瘀心痛,心悸失眠等病症。《本草便读》:"丹参,功同四物,能祛瘀以生新,善疗风而散结,性平和而走血,……味甘苦以调经,不过专通营分。丹参虽有参名,但补血之力不足,活血之力有余,为调理血分之首药。其所以疗风痹去结积者,亦血行风自灭,血行则积自行耳。"现代药理研究显示,丹参有扩张冠脉,改善心肌缺血,提高耐缺氧能力,改善微循环,调节血脂,对抗血栓形成,抗肝纤维化等功效。

沈老认为丹参为双向调节药,"一味丹参散,功同四物汤",临证时既可抑制血小板聚集,抗血栓形成而活血行瘀,通经止痛,用于血瘀诸证,止痛消癥;又可延长凝血酶原时间而止血。化瘀和止血之别在于用量和配伍。取其化瘀之功,治疗女性心前区疼痛、月经量少、更年期妇女伴见舌瘀斑、瘀点时,用大量30g,同时配伍红花、川芎等活血药;取其止血之效时,常用小量10g,同时配伍养血止血药。

11. 川牛膝引血下行

川牛膝,苦、甘、酸,平,归肝、肾经,具有活血通经,补肝肾,强筋骨,利尿通淋,引火(血)下行等功效,常用于治疗瘀血阻滞之经闭、痛经、经行腹痛、胞衣不下,腰膝酸痛、下肢痿软,水肿、小便不利,火热上炎,阴虚火旺之头痛、眩晕等病证。《医学衷中参西录》:"(牛膝)原为补益之品,而善引气血下注,是以用药欲其下行者,恒以之为引经。故善治肾虚腰疼腿疼,或膝疼不能屈伸,或腿痿不能任地。兼治女子月闭血枯,催生下胎。又善治淋疼,通利小便,此皆其力善下行之效也。"现代药理研究显示,牛膝有兴奋子宫平滑肌、降压、抗凝、降脂、降糖、抗炎、镇痛以及提高机体免疫等作用。

沈老临证应用川牛膝,有三个要点:

(1)临证常取其活血通经之功,治疗月经下行不畅,经闭,痛经等病症;取其补肝肾,强筋骨之效,治疗中老年膝关节疼痛,下肢痿软无力之症。

(2)常用药对川芎10g配伍川牛膝10g,调畅气机。沈老认为人体生命和生理活动主要是气机的升降出入活动,故临证非常重视气机的升降。正如《素问·六微旨大论篇》岐伯曰:"出入废则神机化灭,升降息则气立孤危。故非出入,则无以生长壮老已;非升降,则无以生长化收藏。"

(3)临证多用川牛膝,少用怀牛膝。牛膝有川牛膝和怀牛膝之分。怀牛膝长于补肝肾,强筋骨,利关节,尤治腰膝以下的关节痛楚,屈伸不利,痿弱无力,常酒炒后用。川牛膝功专活血调经,引血下行,导火下泄,一般生用,治疗血瘀经闭、瘀阻痛经、产后腹痛。因此,在女科疾病中,使用川牛膝多于怀牛膝。

12. 泽兰通经活血

泽兰苦、辛,微温,归肝、脾经,功可活血调经,祛瘀消痈,利水消肿,善于治疗血瘀经闭、痛经、产后瘀滞腹痛,跌打损伤,瘀肿疼痛,水肿、腹水等病证。《日华子本草》:"(泽兰)通九窍,利关脉,养血气,破宿血,消癥瘕,产前产后百病,通小肠,长肉生肌,消扑损瘀血,治鼻洪、吐血,头风目痛,妇人劳瘦,丈夫面黄。"《本草纲目》:"泽兰走血分,故能治水肿,涂痈毒,破瘀血,消癥瘕,而为妇人要药。"现代药理研究显示,泽兰水煎剂能对抗体外血栓形成,有轻度抑制凝血系统与增强纤溶活性的作用。全草制剂有强心作用。

沈老临证应用泽兰,有三个要点:

(1)临证常取其活血调经之功,治疗痛经、月经量少、经闭,取其利水消肿之功,常用于治疗下肢水肿,而少用于颜面水肿。此外,沈老也使用泽兰治疗慢性肾炎、颜面色素沉着患者。

(2)常用菟丝子10g配伍泽兰10g,或蛇床子10g配伍泽兰10g,调整内分泌,促进卵泡生长。前者性味平和,一般用于治疗年龄偏轻,阳虚症状不显的患者;后者温性偏重,常用于治疗年龄偏大,肾阳亏虚患者。

(3)常用川断10g配伍泽兰10g,活血祛瘀止痛,治疗血脉不通导致的腰痛。

13. 水蛭溶血又可止血

水蛭咸、苦,平,归肝经,功可破血通经,逐瘀消癥,常用于治疗血瘀经闭,癥瘕积聚,跌打损伤,心腹疼痛。《神农本草经》:"主逐恶血,瘀血,月闭,破血瘕、积聚、无子,利水道。"现代药理研究显示,水蛭有强抗凝血、延长纤维蛋白的凝聚时间,抑制血小板聚集,降血脂,消退动脉粥样硬化斑块,增加心肌营养性血流量,改善脑局部血液循环,保护脑组织,降低血清尿素氮、肌酐水平等作用。

沈老临证应用水蛭,有三个要点:

(1)沈老认为水蛭是双向调节药:大量水蛭,再选配活血化瘀的赤芍、川芎、桃仁、红花、苏木等则有活血作用,用于治疗月经量少,经闭等病症,常用剂量3~6g,最多10g;少量水蛭,再选配养血和血的三七、丹参、鸡血藤、当归、白芍等则有止血作用,用于治疗脑出血,月经量大,血块多等病症,常用剂量1~3g。

(2)临证应用水蛭,常嘱患者应热服药物,因为其味奇臭,凉用后更加难以口服。

(3)常问患者是否有过敏史,或者做划痕试验,如划痕试验阳性,则应慎用,以防异性蛋白引发过敏反应。

14. 地龙剔络通经

地龙咸、寒,归肝、脾、膀胱经,具有清热定惊,通络,平喘,利尿的功效,常用于治疗高热惊痫,癫狂,气虚血滞,半身不遂,痹证,肺热哮喘,小便不利等病证。《本草纲目》："(地龙)性寒而下行,性寒故能解诸热疾,下行故能利小便,治足疾而通经络也。""主伤寒疟疾,大热狂烦,及大人、小儿小便不通,急慢惊风,历节风痛。"现代药理研究显示,地龙有良好的解热、镇静、抗惊厥作用,能显著舒张支气管,并能降压、抗凝,增强免疫、抗肿瘤、抗菌、利尿、兴奋子宫平滑肌。

沈老临证应用地龙,有两个要点:

(1)沈老认为地龙具有破血之功,常应用其治疗闭经、多囊卵巢综合征、月经量少的患者。

(2)地龙为虫类药物,其剔络之力较强。故沈老常用其治疗中风后遗症,见肢体活动不利,腰腿麻木等临床表现者。

15. 王不留行通乳活血

王不留行苦、平,归肝、胃经,具有活血通经,下乳消痈,利尿通淋的功效,常用于治疗血瘀经闭、痛经、产后乳汁不下、乳痈肿痛、淋证等。《本草纲目》:"利小便。""王不留行能走血分,乃阳明冲任之药,俗有'穿山甲、王不留,妇人服了乳长流'之语,可见其性行而不住也。"《本草新编》:"王不留行,乃利药也,其性甚急,下行而不上行者也。凡病逆而上冲者,用之可降,……但其性过速,宜暂而不宜久,又不可不知也。"现代药理研究显示,王不留行水煎剂对小鼠有抗着床、抗早孕作用,对子宫有兴奋作用,并能促进乳汁分泌。

沈老临证应用王不留行,有两个要点:

(1)取其通乳之功,治疗产后乳腺炎、乳汁不通。治疗乳汁不通时,常与穿山甲等同用,俗有"穿山甲、王不留,妇人服了乳长流"的说法;治疗乳腺炎时,常与公英、夏枯草通用,增强消痈止痛之功。

(2)沈老多年临证经验发现王不留行具有消除尿中潜血(红细胞)的作用,常用于治疗慢性肾炎患者。

16. 生山楂消肉食兼活血减肥

山楂酸、甘,微温,归脾、胃、肝经,功可消食化积,行气散瘀,常用于治疗饮食积滞、泻痢腹痛、瘀阻胸腹痛、痛经等病症。《本草纲目》:"(山楂)化饮食,消肉积,癥瘕,痰饮痞满吞酸,滞血胀痛。"《医学衷中参西录》:"山楂,味至酸微甘,性平。皮赤肉红黄,故善入血分而化瘀血之要药。能除疝癖癥瘕、女子月闭、产后瘀血作痛。其化瘀之力更蠲除肠中瘀滞……若以甘药佐之,化瘀血而不伤新血,开郁气而不伤正气,其性尤为和平也。"现代药理研究显示,山楂能增加胃消化酶的分泌,促进脂肪消化,能扩张冠状动脉,增加冠脉流量,保护心肌缺血缺氧,且能抗动脉粥样硬化,降低血清胆固醇及甘油三酯。

沈老临证应用山楂,有五个要点:

(1)山楂具有较好的消食之功,沈老临证常用于治疗消肉食食积。

(2)取其活血祛瘀止痛之功,常用于治疗月经量少、痛经、闭经、产后瘀阻腹痛等病证。

（3）具有较好的减肥消脂之功,故常用其治疗肥胖患者。

（4）具有较好的降低胆固醇、低密度脂蛋白的功效,故常用于以胆固醇高、低密度脂蛋白高为主要表现的血脂异常患者。

（5）取其消食之功,多用焦山楂;取其活血之功,多用生山楂。

17. 红花长于活血化瘀通经

红花辛,温,归心、肝经,具有活血通经、祛瘀止痛的功效,常用于治疗血滞经闭、痛经、产后瘀滞腹痛、癥瘕积聚,胸痹心痛、血瘀腹痛、胁痛等病证。《新修本草》:"治口噤不语,血结,产后诸疾。"现代药理研究显示,红花有轻度兴奋心脏、降低冠脉阻力、增加冠脉流量和心肌营养性血流量的作用;保护和改善心肌缺血,缩小心肌梗死范围,对抗心律失常;能扩张周围血管、降低血压,能抑制血小板聚集,增强纤维蛋白溶解。

沈老临证应用红花,有两个要点:

（1）常用于治疗月经量少、经闭等病症,常用剂量红花10g,于经前及经期使用,此外,也可使用西红花1g,水煎服,代替红花10g,具有更佳的活血化瘀的功效。

（2）使用西红花10g熬水,外用,治疗褥疮疗效颇佳。

18. 鸡血藤调经活络

鸡血藤苦、微甘、温,归肝、肾经,具有行血补血,调经,舒筋活络的功效,常用于治疗月经不调、痛经、闭经,风湿痹痛,手足麻木,肢体瘫痪等病证。《本草纲目拾遗》:"其藤最活血,暖腰膝,已风瘫。""壮筋骨,已酸痛,和酒服……治老人气血虚弱,手足麻木,瘫痪等证;男子虚损,不能生育及遗精白浊……妇人经血不调,赤白带下;妇人干血劳及子宫虚冷不受胎。"现代药理研究显示,鸡血藤能降低血管阻力,对血小板聚集有明显抑制作用;可降低动物胆固醇,明显对抗动脉粥样硬化病变,并对免疫系统有双向调节功能。

沈老临证应用鸡血藤,有四个要点:

（1）多年临证发现其功效与当归相似,既补血又行血,为双向调节的调经药。虽然其补血之力次于当归,但其尚能养筋通络,故特别适于虚人、老人及血虚不营、血不养筋、经络不通者。

（2）常用鸡血藤配伍香附,治疗痛经(同香附)。

（3）常用鸡血藤10g配伍伸筋草10g,引药至输卵管,治疗输卵管不通。

（4）常用老鹳草10g配伍鸡血藤10g,治疗肢体麻木,腰膝酸痛,风湿痹痛证。

19. 芍药区别投用

"芍药"有赤白之分。白芍苦、酸、微寒,归肝、脾经,功可养血敛阴,柔肝止痛,平抑肝阳,常用于治疗肝血亏虚及血虚月经不调,肝脾不和之胸胁脘腹疼痛或四肢挛急疼痛,肝阳上亢之头痛眩晕。赤芍苦、微寒,归肝经,功可清热凉血,散瘀止痛,常用于治疗血热吐衄,目赤肿痛,痈肿疮疡,肝郁胁痛,经闭痛经,癥瘕腹痛,跌打损伤等。赤、白芍功效之异诚如清·黄宫绣《本草求真》所言:"白则有敛阴益营之力,赤则止有散寒行血之意;白则能于土中泻木,赤则能于血中活滞。"张山雷在《本草正义》中说得更透彻:"一为补血养肝脾真阴,而收摄脾气之散乱,肝气之恣横,则白芍也;一为逐血导瘀,破积泄降,则赤芍也。"成无己谓"白补而赤泻,白收而赤散。故益阴养血,滋润肝脾,皆用白芍;活血行滞,宣化疡毒,皆用赤芍药。"

沈老临证使用芍药,要点有二:

(1)常将桂枝与芍药配伍使用,赤芍配桂枝,通经活络,常用于治疗经行不畅、经闭、月经量少等病症;白芍配桂枝,温经止痛,常用于治疗寒凝经脉导致的痛经。

(2)白芍用其平肝之功时多生用,取其柔肝之效时多炒用。

20. 益母草养血活血调经要药

益母草辛、苦,微寒,归心、肝、膀胱经,具有活血调经,利水消肿,清热解毒的功效,常用于治疗血滞经闭、痛经、经行不畅、产后恶露不尽、瘀滞腹痛,水肿,小便不利,跌打损伤,疮痈肿毒等病症。《本草纲目》:"活血、破血、调经、解毒。治胎漏难产,胎衣不下,血晕,血风,血痛,崩中漏下,尿血,泻血,痢、疳、痔疾,打扑内损瘀血,大便小便不通。"现代药理研究显示,益母草具有兴奋子宫、抗着床和抗早孕的作用,且能强心、增加冠脉流量和心肌营养性血流量,减慢心率,扩张血管,抑制血小板聚集、血栓形成及红细胞聚集性。

沈老临证应用益母草,要点有三:

(1)益母草为双向调节的调经药,月经量多时使用,可以止血,常配伍茜草、仙鹤草等止血药物使用,增强止血之功;月经量少时使用,可以活血,常配伍赤芍、泽兰等活血药,增强活血之功。

(2)常用其治疗慢性肾炎患者,见尿中有红细胞,此时,多与白茅根30g配伍使用,利尿消肿止血。

(3)治疗痛经时,常与香附配合使用,活血祛瘀止痛。

21. 蚕沙为缓解痛经良药

蚕沙甘、辛,温,归肝、脾、胃经,功可祛风湿,和胃化湿,常用于治疗风湿痹证、吐泻转筋、风疹湿疹瘙痒等病症。《本草纲目》:"治消渴,癥结,及妇人血崩,头风,风赤眼,去风除湿。"现代药理研究显示,蚕沙煎剂有抗炎、促生长作用,叶绿素衍生物对体外肝癌细胞有抑制作用。

蚕沙本为祛风湿药物,然沈老临证多用其治疗痛经,具有较好疗效,常用剂量为10g,沈老嘱医师,蚕沙为家蚕幼虫的粪便,使用时应包煎。

22. 元胡缓解痉挛性疼痛

元胡辛、苦、温,归心、肝、脾经,功可活血,行气,止痛,常用于治疗气血瘀滞之痛证。《本草纲目》:"延胡索,能行血中气滞,气中血滞,故专治一身上下诸痛,用之中的,妙不可言。盖延胡索活血化气,第一品药也。"现代药理研究显示,元胡有显著的镇痛、催眠、镇静与安定作用,并能扩张冠脉、降低冠脉阻力、增加冠脉血流量,抗心肌缺血,扩张外周血管。

沈老临证应用元胡,常与川楝子配伍使用,各10g,相须为用,临证时无论实痛还是虚痛,均用其行气活血止痛,尤其可止头痛,如高血压性头痛、血管神经性头痛、颈椎病头痛等。

23. 苏木缓解痛经

苏木甘、咸、辛、平,归心、肝经,具有活血疗伤,祛瘀通经的功效,常用于治疗跌打损伤,骨折筋伤,瘀滞肿痛,血滞经闭,产后瘀阻腹痛,痛经,心腹疼痛,痈肿疮毒等病症。《日华子本草》:"治妇人血气心腹痛,月候不调及褥劳,排脓止痛,消痈肿扑损瘀血。"现代药理研究显示,苏木可增加冠脉流量,促进微循环,抑制血小板聚集。此外,具有镇静、催眠、消炎、抗癌等作用。

沈老临证发现苏木具有明显的镇痛作用,临证主要用于治疗两种疾病,一是取其活血破瘀之功,治疗血阻痛经;二是取其增加冠脉流量,降低冠脉阻力,促进微循环血流的作用,治疗血瘀类或痰瘀互结类胸痹心痛。

24. 桂枝温通经脉

桂枝辛、甘、温,归心、肺、膀胱经,功可发汗解肌,温通经脉,助阳化气,常用于治疗风寒感冒,寒凝血滞诸痛证,痰饮、蓄水证及心阳不振导致的心悸等病症。《本草经疏》:"实表祛邪。主利肝肺气,头痛,风痹骨节挛痛。"《本草备要》:"温经通脉,发汗解肌。"现代药理学研究显示,桂枝具有解热、抗炎、镇痛、镇静、抗惊厥等作用。

沈老临证应用桂枝,主要有两个要点:

(1)常用于治疗寒凝胞宫导致的小腹冷痛,得热痛减,怕冷、手足发凉、腰酸腰凉等症状。

(2)与白芍或蚕沙配伍使用,治疗寒凝导致的痛经。此外,与白芍配伍使用,取其调和营卫之功,治疗失眠、表虚自汗等病症。

25. 鹿角霜温经通络

鹿角霜咸、温,入肝、肾经,功可温补肝肾,强筋骨,活血消肿,常用于治疗肾阳不足证。鹿角霜是鹿角熬胶后所剩骨渣。《本草便读》:"鹿角胶、鹿角霜,性味功用与鹿茸相近,但少壮衰老不同,然总不外乎血肉有情之品。能温补督脉,添精益血。如精血不足,而可受腻补,则用胶;若仅阳虚而不受滋腻者,则用霜可也。"

沈老多年临证发现,鹿角霜其温补肾阳,益精养血之功虽然比鹿茸弱,但其温通之力大增,又可收涩,并不滋腻,比用鹿茸的不良反应大大减少,临床常用其治疗寒凝胞宫导致的痛经。如前所述,寒凝胞宫导致的痛经应首选桂枝,然当桂枝温通散寒之力不足时,应配伍使用鹿角霜,增强其温通之性。沈老在此提醒医者,鹿角霜温而不燥,临证可多用。

26. 炮姜温经暖宫

炮姜苦、涩、温,归脾、肝经,功可温经止血,温中止痛,常用于治疗脾胃虚寒,脾不统血之出血、虚寒性腹痛、腹泻等病证。《得配本草》:"炮姜守而不走,燥脾胃之寒湿,除脐腹之寒痞,暖心气,温肝经,能去恶生新,使阳生阴长,故吐衄下血有阴无阳者宜之。"现代药理研究显示,炮姜能显著缩短出血和凝血时间,对应激性及幽门结扎型胃溃疡、醋酸诱发的胃溃疡有抑制作用。

沈老临证应用炮姜,有两个要点:

(1)取其温经止血之功,治疗冲任虚寒,崩漏下血;取其温中止痛之效,治疗寒凝导致的痛经,产后小腹疼痛。

(2)临证配合鹿角霜,温通经脉,散寒托毒,用于治疗阴疽病证,疗效颇佳。

27. 炒苍术燥湿而止黄带

苍术辛、苦、温,归脾、胃、肝经,具有燥湿健脾,祛风散寒的功效,常用于治疗湿阻中焦证、风湿痹证、风寒夹湿表证等。《名医别录》:"主治大风在身面,风眩头痛,目泪出,消痰水,逐皮间风水结肿,除心下急满,及霍乱,吐下不止,利腰脐间血,益津液,暖胃,消谷,嗜食。"现代药理研究显示,苍术能促进胃肠运动作用,能降血糖,治疗夜盲及角膜软化症。

沈老临证应用苍术,要点有二:

(1)多处方炒苍术,原因在于生苍术燥性较强,容易伤津耗液,炒后可去其燥性。

(2)常用对药炒苍术配伍黄柏各10g,组成二妙散(《丹溪心法》),黄柏清热,苍术燥湿,专治湿热下注导致的带下量多、色黄,伴有异味,舌苔黄腻等病症。临证中,湿邪较重,也常进一步配伍生薏米、川牛膝,组成四妙散,增强祛湿之功,而加强止带之力。

28. 荆芥炭祛风止带

荆芥辛、微温,归肺、肝经,功可祛风解表,透疹消疮,止血,常用于治疗外感表证,麻疹不透、风疹瘙痒,疮疡初起兼有表证,吐衄下血等病证。发表透疹消疮宜生用;止血宜炒用。《滇南本草》:"荆芥穗,上清头目诸风,止头痛,明目,解肺、肝、咽喉热痛,消肿,除诸毒,发散疮疡。治便血,止女子暴崩,消风热,通肺气鼻窍塞闭。"现代药理研究显示,荆芥有较强的抑菌、抗炎作用,荆芥炭则能使出血时间缩短。

沈老临证应用荆芥炭,常用于治疗两种疾病:一是带下证。沈老临证发现,荆芥炒炭后具有较好的祛风止带之功,无论黄带还是白带,应用后均具有较好的止带效果。然而,临床药房每不备有荆芥炭,沈老开荆芥20g,嘱患者自行炒后入药。二是破伤风。荆芥炭能用于治疗破伤风,随着破伤风疫苗的出现,现较少使用,然如果患者对破伤风疫苗过敏,沈老嘱医者,不要忘记中药荆芥炭具有较好的治疗破伤风的疗效。

29. 蛇床子温阳调肾

蛇床子辛、苦,温,有小毒,归肾经,具有杀虫止痒,燥湿,温肾壮阳的功效,常用于治疗阴部湿痒,湿疹,疥癣,寒湿带下,湿痹腰痛,肾虚阳痿,宫冷不孕。《神农本草经》:"主妇人阴中肿痛,男子阴痿,湿痒,除痹气,利关节,癫痫,恶创。"现代药理研究显示,蛇床子能增加子宫及卵巢重量,有雄激素样作用,可抑菌、抗炎、镇痛,杀灭阴道滴虫。

沈老临证应用蛇床子,要点有二:

（1）配伍地肤子、炒葶苈子,组成三子汤,止带止痒,用于治疗阴囊湿疹,白带阴痒,疮癣瘙痒,并能减少炎性分泌物。既可内服,又可外用。

（2）沈老临证对处方加减二仙汤,治疗肾阳亏虚导致的月经不调、宫寒不孕等病症,多以蛇床子代替仙茅。沈老认为仙茅过于温燥,而蛇床子为温润药,可避免仙茅的燥性,同时具有较好的温补肾阳之功。

30. 老鹳草专疗腰痛肢麻

老鹳草辛、苦,平,归肝、肾、脾经,具有祛风湿,通经络,清热毒,止泻痢的功效,常用于治疗风湿痹证、泄泻痢疾、疮疡等病症。《滇南本草》:"祛诸风皮肤发痒,通行十二经络。治筋骨疼痛,痰火痿软,手足筋挛麻木,利小便,泻膀胱积热,攻散诸疮肿毒,退痨热发烧,治风火牙疼,疥癫痘疹等症。兼解诸痨热,其应如响。敷跌打损伤,能定痛治瘀。"现代药理研究显示,老鹳草有明显的抗炎、抑制免疫和镇痛作用,有抗癌、抗流感病毒、升高体内黄体酮水平等作用。

沈老临证常用老鹳草配伍鸡血藤,作为对药,老鹳草祛风湿,舒筋络,活血脉,鸡血藤活血通络,两者配伍可以增效,剂量均为10g,治疗血瘀湿阻导致的腰酸腰痛、肢体麻木等病证。

31. 伸筋草引药达输卵管

伸筋草微苦、辛,温,归肝、脾、肾经,功可祛风湿,舒筋活络,常用于治疗风寒湿痹,肢软麻木、跌打损伤等病证。《本草拾遗》:"主人久患风痹,脚膝疼冷,皮肤不仁,气力衰弱。"现代药理研究显示,伸筋草具有较好的镇痛、解热作用。

沈老临证发现伸筋草可以引药达输卵管,常用于治疗输卵管不通、卵巢囊肿,获得较好疗效。应用时,常与鸡血藤配伍,增强舒筋活络之功。

32. 生牡蛎软坚祛痰

牡蛎咸,微寒,归肝、胆、肾经,具有重镇安神,潜阳补阴,软坚散结的功效,常用于治疗惊悸失眠,头晕目眩,痰核、瘰疬、瘿瘤、癥瘕积聚,滑脱诸证。煅牡蛎有制酸止痛作用,可治胃痛泛酸。《本草备要》:"咸以软坚化痰,消瘰疬结核,老血疝瘕。涩以收脱,治遗精崩带,止嗽敛汗,固大小肠。"现代药理研究显示,牡蛎有镇静,抗惊厥,镇痛,降血脂,抗凝血,抗血栓等作用。

沈老临证应用牡蛎,有四个要点:

(1)十分推荐牡蛎的"化痰软坚,清热除湿"功效。沈老认为,牡蛎其性咸寒,最宜化顽痰壅热,凡苔腻而黄者,无论痰之有形无形,投以生牡蛎均有祛痰除腻之良效,可以重用30g。

(2)牡蛎具有较好的制酸作用,目前临床诸多医生多煅用,沈老提出生牡蛎制酸,抑制胃酸分泌,疗效也颇佳。

(3)沈老临证发现生牡蛎能降低尿酸水平,故常用其治疗高尿酸血症,尤其辨证属于痰湿蕴结或痰瘀互结者。

(4)沈老提示医者,现今市售生牡蛎均已研碎,故不必先煎。

33. 白鲜皮止痒消斑

白鲜皮苦,寒,归脾、胃、膀胱经,具有清热燥湿,祛风解毒的功效,常用于治疗湿热疮毒、湿疹,疥癣,湿热黄疸,风湿热痹。《本草纲目》:"白鲜皮,气寒善行,味苦性燥,足太阴、阳明经,去湿热药也。兼入手太阴、阳明,为诸黄风痹要药。世医止施之疮科,浅矣!"现代药理研究显示,白鲜皮有抑菌解热,收缩子宫平滑肌等作用。

沈老临证常应用白鲜皮治疗雀斑、黄褐斑,配伍泽兰10g,败酱草10g,疗效更佳。使用白鲜皮消斑,内服外敷兼施更佳。可以研末用茶水或黄瓜汁调敷患处,晚敷晨洗。白鲜皮苦寒伤胃,口服用量一般在10g以内。

34. 三七止血和血

三七甘、微苦,温,归肝、胃经,功可化瘀止血,活血定痛,常用于治疗出血,跌打损伤,瘀血肿痛等病证。《本草求真》:"三七,世人仅知功能止血住痛,殊不知痛因血瘀则痛作,血因敷散则血止。三七气味苦温,能于血分化其血瘀。故凡金刃刀剪所伤,及跌扑杖疮血出不止,嚼烂涂之,或为末渗,其血即止。且以吐血、衄血、下血、血痢、崩漏、经水不止、产后恶露不下,俱宜自嚼,或为末,米饮送下即愈。"现代药理研究显示,三七能够缩短出血和凝血时间,有抗血小板聚集、溶栓、造血以及提高体液免疫功能的作用。

沈老临证应用三七,有四个要点:

(1)取其通络和血之功,治疗肿瘤、高血压久病入络者。

(2)三七粉活血化瘀,具有较好的治疗血脂异常、脂肪肝的功效。

（3）取其止血不留瘀、化瘀不伤正之功,常用于治疗崩漏、经间期出血等病证。

（4）三七价贵,故沈老临证常以粉剂3~5g冲服。

35. 艾叶炒炭温经止血

艾叶辛、苦,温,有小毒,归肝、脾、肾经,具有温经止血,散寒调经,安胎的功效,常用于治疗虚寒性出血病证、月经不调、痛经、胎动不安等病证。《药性论》:"止崩血,安胎,止腹痛。止赤白痢及五藏痔泻血。""长服止冷痢。又心腹恶气,取叶捣汁饮。"现代药理研究显示,艾叶能明显缩短出血和凝血时间,能平喘、镇咳、祛痰、抑菌、抗病毒。

沈老临证应用艾叶,温经止血,常用于治疗虚寒性崩漏、月经淋漓不断等病证,沈老提醒医生,艾叶需炒炭后才能发挥更好的温经止血之功。

36. 侧柏叶凉血止血不宜炒炭

侧柏叶苦、涩、寒,归肺、肝、脾经,功可凉血止血,化痰止咳,生发乌发,常用于治疗血热出血、肺热咳嗽、脱发、须发早白等病证。《名医别录》:"主吐血、衄血、血痢、崩中赤白。轻身益气,令人耐寒暑,去湿痹,生肌。"现代药理研究显示,侧柏叶止血有效成分为槲皮素和鞣质,能明显缩短出血时间及凝血时间。此外,尚有镇咳、祛痰、平喘、镇静等作用。

沈老临证应用侧柏叶,主要取其凉血止血之功,常用于治疗月经淋漓不断、经间期出血等病证。沈老提醒医生,大多数药物需要炒炭后才能发挥止血之功,在部分著作中,也有提及侧柏叶宜炒炭止血,然沈老大量临床实践发现,侧柏叶凉血止血不宜炒炭。

37. 藕节炒炭凉血止血

藕节甘、涩、平,归肝、肺、胃经,功可收敛止血,善于治疗一起出血证。《本草纲目》:"能止咳血、唾血、血淋、溺血、下血、血痢、血崩。"现代药理研究显示,藕节能缩短凝血时间。

沈老临证应用藕节,有三个要点:

（1）采用藕节炭治疗月经淋漓不断、经期出血等病证。沈老临证发现,藕节炒炭后止血之功更强。

（2）藕节炭与茜草常配伍使用,增强止血之功。

（3）藕节炭临床常用剂量10g。

38. 茜草止血宜生用

茜草苦、寒,归肝经,功可凉血化瘀止血,通经,常用于治疗血热妄行或血瘀脉络之出血证,血瘀经闭、跌打损伤、风湿痹痛等病证。《医林纂要》:"茜草,色赤入血分,泻肝则血藏不瘀,补心则血用而能行,收散则用而不费,故能剂血气之平,止妄行之血而祛瘀通经,兼治痔瘘疮疡扑损。"现代药理研究显示,茜草有明显的促进血液凝固作用,且能升高白细胞、镇咳、祛痰、抗炎。

沈老临证应用茜草,主要取其凉血化瘀止血之功,常用于治疗月经淋漓不断、经间期出血等病证。沈老提醒医生,茜草与侧柏叶一样,在治疗出血病证时,不宜炒炭。

39. 夏枯草清热散结

夏枯草辛、苦、寒,归肝、胆经,具有清热泻火,明目,散结消肿的功效,临床常用来治疗目赤肿痛、头痛眩晕、瘰疬、瘿瘤、乳痈肿痛等病证。《重庆堂随笔》:"夏枯草,微辛而甘,故散结之中,兼有和阳养阴之功,失血后不寐者服之即寐,其性可见矣。陈久者,其味尤甘,入药为胜。"现代药理研究显示,夏枯草可明显降低血压,还有抗炎的作用。

沈老临证应用夏枯草,要点有三:

(1)临证时采用夏枯草10~15g,配伍生石决明30g,清肝泻火,平肝息风,治疗高血压辨证属于肝火亢盛者。

(2)采用夏枯草配伍海藻,散结化痰,治疗甲状腺瘤辨证属于肝郁化火,痰火凝聚者。

(3)用头,梗无用。

40. 浙贝母祛痰散结

浙贝母苦、寒,归肺、心经,具有清热化痰,散结消痈之功,常用于治疗风热、痰热咳嗽、瘰疬、瘿瘤、乳痈疮毒,肺痈等病证。《本草纲目拾遗》:"解毒利痰,开宣肺气,凡肺家夹风火有痰者宜此。"现代药理研究显示,浙贝能扩张支气管平滑肌,镇咳,镇静,镇痛。

沈老临证应用浙贝,要点有三:

(1)取其化痰散结之功,治疗乳腺增生,子宫肌瘤,卵巢囊肿等病证。

(2)应用浙贝配伍公英,治疗乳痈(乳腺炎)。

(3)取其清热化痰之功,治疗痰热郁肺之咳嗽,咳痰质黏稠者。沈老提出,应根据痰的质地,而不是痰的颜色,辨别寒痰还是热痰,质黏为热,质稀为寒。

41. 白花蛇舌草清热利尿又抗癌

白花蛇舌草微苦、甘、寒,归胃、大肠、小肠经,具有清热解毒,利湿通淋的功效,常用于治疗痈肿疮毒,咽喉肿痛,热淋涩痛,各种癌症等。现代药理研究显示,白花蛇舌草有抗菌、抗炎、抗癌、镇痛、镇静及保肝利胆的作用。

沈老临证应用白花蛇舌草,要点有二:

(1)白花蛇舌草苦寒不伤胃。沈老认为,癌症患者,保护胃气,开胃口最为重要,因此,临证治疗癌症患者时,沈老常用白花蛇舌草30g抗癌。

(2)沈老常用白花蛇舌草,一则清热利尿,治疗热淋尿少,一则利用其利尿之功效,给邪以出路,提示医者,应当将其视作一味利尿排邪的良药。

42. 苡仁化湿宜生用

薏苡仁甘、淡,凉,归脾、胃、肺经,功可利水消肿,渗湿,健脾,除痹,清热排脓,常用于治疗水肿,小便不利,脾虚泄泻,湿痹拘挛,肺痈,肠痈等病证。《本草纲目》:"薏苡仁,阳明药也,能健脾益胃。虚则补其母,故肺痿、肺痈用之。筋骨之病,以治阳明为本,故拘挛筋急、风痹者用之。土能胜水除湿,故泄痢、水肿用之。"现代药理研究显示,薏苡仁能抑制癌细胞、降低血糖、解热、镇静、镇痛。

沈老临证应用薏苡仁,要点有三:

(1)取其解毒排脓抗肿瘤,抑制癌细胞的作用,治疗癌症(特别是肺癌、肠癌)及子宫肌瘤。

(2)取其化湿功效时,生用最宜;取其健脾之功时,则炒用。

(3)湿邪较重患者,沈老常嘱患者,以苡仁60~90g,用汤剂煎2汁,煮食苡仁成粥服用。

43. 慈菇软坚散结

山慈菇甘、微辛,凉,归肝、脾经,具有清热解毒,消痈散结之功,适用于痈疽疔毒、瘰疬痰核、癥瘕痞块、癫痫等病证。《本草新编》:"山慈菇,玉枢丹中为君,可治怪病。大约怪病多起于痰,山慈菇正消痰之药,治痰而怪病自除也。或疑山慈菇非消痰之药,乃散毒之药也。不知毒之未成者为痰,而痰之已结者为毒,是痰与毒,正未可二视也。"

沈老临证发现,山慈菇具有较好的抗肿瘤效果,能解毒散结而消肿块,特别对乳腺增生、甲状腺瘤、子宫肌瘤、卵巢囊肿、乳腺癌、鼻咽癌、肺癌、食道癌、宫颈癌、皮肤癌等有效。但山慈菇有小毒,特别对肝肾的损伤,煎剂用5~10g。

44. 苏梗降气止呕安胎

苏梗辛、甘,微温,归肺、脾、胃经,功可宽胸利膈,顺气安胎,适用于胸腹气滞、痞闷作胀及胎动不安、胸胁胀痛等症。《滇南本草》:"发汗,解伤风头疼,定吼喘……消痰。"现代药理研究发现,苏梗所含的紫苏酮有孕激素样作用,与孕酮相似,又有干扰素诱导作用。

沈老临证应用苏梗,要点有二:

(1)取其宽胸利膈之功,作为治疗梅核气的主药。

(2)取其安胎之功,治疗妊娠妇女胸满嗳气,呕吐不止,胎动不安等病证。

45. 桑寄生补肝肾又止胎漏

桑寄生苦、甘,平,归肝、肾经,功可祛风湿,补肝肾,强筋骨,安胎,常用于治疗风湿痹证,崩漏经多,妊娠漏血,胎动不安。《神农本草经》:"主腰痛,小儿背强,痈肿,安胎,充肌肤,坚发齿,长须眉。"现代药理研究显示,桑寄生有降压、扩张冠状动脉、减慢心率、利尿、抗病毒等作用。

沈老临证除了应用桑寄生补肝肾、强筋骨、安胎之功效,治疗痹证、胎动不安外,还应用其治疗心血管病,如高血压、冠心病、心律失常、心力衰竭都有较好疗效。沈老应用桑寄生治疗心血管疾病时,常用槲寄生,其强心功效比桑寄生更明显。

46. 杜仲阴阳双调又安胎

杜仲甘、温,归肝、肾经,功可补肝肾,强筋骨,安胎,常用于治疗肾虚腰痛及各种腰痛、胎动不安或习惯堕胎。《神农本草经》:"主腰脊痛,补中,益精气,坚筋骨,强志,除阴下痒湿,小便余沥。久服轻身耐老。"现代药理研究显示,杜仲具有调节细胞免疫平衡、降压、抑制子宫自主收缩的作用。

沈老临证应用杜仲,要点有二:

(1)沈老认为,杜仲并非单纯的补阳药,而是阴阳双补之品。

(2)临证应用杜仲治疗肾虚证导致的腰膝酸软、胎动不安时,多为生用,认为炒后胶丝破坏,作用减弱。炒炭后的杜仲仅用于止血止泻,治疗崩漏、腹泻。

47. 白术健脾且安胎

白术甘、苦,温,归脾、胃经,功可健脾益气,燥湿利尿,止汗,安胎,常用于治疗脾气虚证、气虚自汗、胎动不安等证症。《本草通玄》:"补脾胃之药,更无出其右者。土旺则能健运,故不能食者,食停滞者,有痞积者,皆用之也。土旺则能胜湿,故患痰饮者,肿满者,湿痹者,皆赖之也。土旺则清气善升,而精微上奉,浊气善除,而糟粕下输,故吐泻者,不可阙也。"现代药理研究显示,白术有利尿排钠,降血糖降血压,促进胃肠分泌和安胎的作用,用于糖尿病、高血压、胃肠病、水肿病、流产等。

沈老临证应用白术,主要用于治疗脾胃气虚,运化无力的脘胀食少,吐泻乏力,痰饮水肿,自汗胎漏,苔薄白腻,脉沉细弱。尤其是先兆流产患者,沈老常用炒白术,一则保胎,二则健脾和胃,缓解怀孕初期的妊娠反应。

48. 川断补肾安胎

川断苦、辛,微温,归肝、肾经,功可补益肝肾,强筋健骨,止血安胎,疗伤续折,常用于治疗阳痿不举、遗精遗尿、腰膝酸痛、寒湿痹痛、崩漏下血、胎动不安、跌打损伤等病证。《本草经疏》:"为治胎产、续绝伤、补不足、疗金疮、理腰肾之要药也。"现代药理研究显示,川断有抗维生素E缺乏症的作用,对疮疡有排脓、止血、镇痛、促进组织再生作用。

沈老临证应用川断,要点有二:

(1)沈老认为川断为腰肾专药,"肾主骨","腰为肾府",内妇骨伤,腰膝受损者,均应使用川断。

(2)取其止血安胎之功,治疗崩漏、胎动下血。

49. 麦芽双向调节乳汁分泌

麦芽甘、平,归脾、胃、肝经,功可消食健胃,回乳消胀,适用于米面薯芋食滞、断乳、乳房胀痛等病证。《本草纲目》:"消化一切米面诸果食积。"现代药理研究显示,麦芽能促进胃酸及胃蛋白酶的分泌,助消化,具有回乳和催乳的双向作用。

沈老临证应用麦芽,要点有二:

(1)取其消食健胃之功,治疗食积、胃胀等病证,多用焦麦芽。

(2)生用小量(10~15g)麦芽催乳通乳,治疗乳汁郁积,乳房胀痛;熟用大量(30g以上)麦芽回乳消胀。

50. 穿山甲通经血兼下乳

穿山甲咸、微寒,归肝、胃经,功可活血消癥,通经,下乳,消肿排脓,常用于治疗癥瘕,经闭,风湿痹痛,中风瘫痪,产后乳汁不下,痈肿疮毒,瘰疬等病证。《医学衷中参西录》:"穿山甲,味淡性平,气腥而窜,其走窜之性,无微不至,故能宣通脏腑,贯彻经络,透达关窍,凡血凝血聚为病,皆能开之。"现代药理研究显示,穿山甲有降低血液黏度,扩张血管壁降低外周阻力,抗炎,抗心肌缺氧、升高白细胞等作用。

沈老临证应用穿山甲,有四个要点:

(1)沈老临证发现,穿山甲具有较好的促排卵功效,故常用来治疗多囊卵巢综合征、闭经、不排卵性不孕症等疾病辨证属于瘀血内阻者。

(2)穿山甲具有较好的调节内分泌功效,沈老常用其治疗内分泌失调导致的月经量少、颜面色素沉着等病证。

(3)穿山甲具有较好的通乳之功,临床常配伍王不留行,活血通乳。但沈老临证也强调,乳汁不下,多由女性产后气血亏缺,化生乏源导致,所以采用穿山甲、王不留行通乳之余,要适当加入黄芪、当归等补益气血之品。

(4)临床常用炮山甲5g。

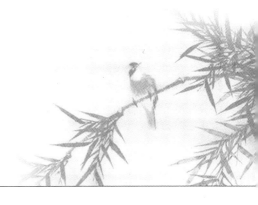

第三部分　验案举隅

1. 闭经（肝郁气滞，痰瘀阻胞）

个人信息： 张某，女，30岁。

初诊： 2005年1月19日（大寒）。

主诉： 闭经4个月余。

病史： 患者平素月经不规律，曾闭经8个月。经某医院妇科检查，未见明显异常。刻下症：月经未行，带下黏冻，胁脘胀痛，腰酸沉重，烦躁易怒，食纳尚可，睡眠欠佳，大便质稀。

检查： 舌质暗红尖有瘀斑，苔黄腻，脉沉细滑。形态肥胖，血压：120/80mmHg，心率72次/分。

中医诊断： 经闭（肝郁气滞，痰瘀阻胞）。

西医诊断： 闭经。

治法： 疏肝理气，祛痰化瘀。

方药： 柴胡疏肝散加减。

柴　胡10g	枳　壳10g	云　苓10g	陈　皮10g
桃　仁10g	红　花10g	石菖蒲10g	郁　金10g
川楝子10g	元　胡10g	香　附10g	鸡血藤10g
车前草30g	夜交藤30g	珍珠母30g	泽　兰10g
炒枣仁10g			

上方每日1剂，水煎分2次服。

二诊： 连服14剂。带下减少，胁脘不胀，睡眠转安，二便自调，月经未行，鼻衄目赤，心烦易怒，舌质红有瘀斑，苔薄腻，脉沉细。此为痰火渐消，而胞宫瘀滞未去，酌加赤白芍、益母草、川牛膝活血养血，引气血下行。血压升高，130/100mmHg，加用"四味降压汤"，钩藤、泽泻、川芎、莱菔子平肝潜阳；鼻衄目赤改柴胡为天竺黄，清热祛痰，引药入肺经；心烦易怒加丹皮、生栀子清心除烦；随证加减治疗3个月，血压120/80mmHg，月经来潮，经量尚可，夹有血块，少腹隐痛，腰酸膝软，舌尖瘀斑，苔转薄白，双脉沉细。痰湿得去，而肾亏兼夹血瘀之症显现，故而改方《医级》杞菊地黄汤加减。

枸　杞10g	野　菊10g	生　地10g	黄　精10g

生杜仲10g	桑寄生10g	菟丝子10g	泽 兰10g
石菖蒲10g	郁 金10g	丹 参30g	莱菔子10g
生山楂15g	益母草10g		

三诊: 上方服用20剂后,月经延后半个月而行,量少色暗,经期7天,现症见腹部胀满,胃部反酸,咳嗽有痰,舌尖瘀斑明显减轻,守方加减,腹胀加木香、生苡仁,健脾行气;胃部反酸,加生牡蛎、公英,制酸清热;咳嗽加桑白皮、川贝、紫菀,清热泻肺,祛痰止咳。

四诊: 续服3个月,月经每月按时而行,无明显不适。

按语: 本案患者素体肥胖,为痰湿之体质,察其舌质暗红尖有瘀斑苔黄腻为肝郁气滞,痰瘀闭阻之象,《万氏妇人科》云"忧愁思虑,恼羞怨恨,气郁血滞而经不行。"《妇人规》云: 不论有滞无滞,多兼开导之药,其有甚者,则专以桃仁、红花之类,通利为事"本案即是,故选用柴胡疏肝散疏肝理气,酌加祛痰化瘀之品。方中桃仁、红花、鸡血藤、川牛膝活血化瘀,瘀血去则新血生;柴胡、枳壳、香附、川楝子、元胡疏肝理气,并止胁痛,气行则血行;石菖蒲、郁金合用增加行气活血之力。痰浊得去,肾虚显现,《傅青主女科》"经水出诸肾",王冰注《黄帝内经·素问》亦云"肾气全盛,冲任流通,经血渐盈,应时而下",故改用杞菊地黄汤填精盈血,使血盈而经血自至。

(韩学杰 朱 妍)

2. 闭经(痰浊内停,阻滞胞络)

个人信息: 蒋某某,女,22岁。

初诊: 2013年8月9日(立秋)。

主诉: 停经半年。

病史: 患者14岁初潮,嗣后经事不准,常常错后,经量稀少,服黄体酮可行经2天,不服不潮。近半年闭经,曾经中药活血化瘀、疏肝调经、补肾健脾诸法治疗,均未再潮,病友介绍,门诊求治。形体日胖,纳谷不香,便溏尚调。

检查: 苔薄黄腻,脉弦滑。形体肥胖。

中医诊断: 闭经(痰浊内停,阻滞胞络)。

西医诊断: 原发性闭经。

治法: 祛痰畅中,燥湿通经。

方药: 温胆汤合平胃散化裁。

茵陈15g(后下)	泽 泻10g	竹 茹10g	枳 壳10g
云 苓10g	陈 皮10g	石菖蒲10g	郁 金10g
炒苍术10g	厚 朴10g	大腹皮10g	鸡血藤10g
香 附10g	蛇床子10g	泽 兰10g	生山楂20g
莱菔子10g	丹 参30g		

上方每日1剂,水煎分2次服。

二诊:连服14剂,月事来潮,量少色暗,轻微腹痛,苔薄黄,脉弦细。痰浊渐祛,瘀血明显,上方去腹皮、厚朴、苍术,加地龙10g,苏木10g,川牛膝15g。因经事已净,改为每晚服1煎,下月来潮时再改为早晚服用。后陪病友来诊,述经事已时下,按月来潮,五天而净,为防再闭,嘱常服精乌胶囊、乌鸡白凤丸。

按语:闭经不能一味活血化瘀,本案痰浊中阻应当祛痰畅中,温胆平胃是调主治。茵陈、泽泻利湿化浊,莱菔子、丹参痰瘀同治,山楂、腹皮开胃化瘀,鸡血藤、香附调理气血,均利于祛除痰浊。蛇床子、泽兰调整内分泌,又不影响辨证系有效辅佐,地龙、苏木、川牛膝活络行经,是畅经的有效药对。

(范竹萍)

3. 闭经(阴阳失调,天癸受阻)

个人信息:乐某,女,34岁。

初诊:2012年2月3日(小寒)。

主诉:停经3个月。

病史:经事后错,经量稀少,2天即净,常服黄体酮维持月月尚潮。自停服药,已闭经3个月。腰酸背痛,体寒肢凉,心烦梦多,眩晕痤疮,便干纳可。

检查:苔薄白,质较红,脉沉细小弦。

中医诊断:闭经(阴阳失调,天癸受阻)。

西医诊断:原发性闭经。

治法:调补阴阳,活血通经。

方药:右归饮加减。

枸杞子10g	生 地10g	山 药10g	蛇床子10g
菟丝子10g	鹿角霜10g	生杜仲10g	桑寄生10g
桂 枝10g	当 归10g	山萸肉10g	川 断10g
葛 根10g	黄 连10g	肉苁蓉10g	丹 参30g
败酱草30g			

上方每日1剂,水煎分2次服。

二诊:连服7剂,月事昨潮,经量不多,形寒腰酸,背痛心烦均除,夜梦仍多。阴阳渐调,经期通之,其效更佳。上方去桂枝、山萸肉、肉苁蓉,加肉桂3g,地龙10g,泽兰10g,苏木10g,夜交藤30g。

三诊:再服7剂,经事已净,夜寐转酣,痤疮已除,嘱服精乌胶囊、白凤丸,如下月来潮,仍服上方,未再复诊。

按语:闭经阴阳失调并非少见,苔脉、腰酸、心烦是辨证关键,投"右归饮"调整阴阳是效方。本案增调心之阴阳即为交通心肾,用黄连及桂枝针对背痛,配葛根更切其证,其缓后仍改用肉桂可除梦多;加蛇床子、生杜仲、鹿角霜,更增调阴阳之力；肉苁蓉"阳中求阴"，又通便秘；经期投地龙、泽兰、苏木系通经增量之妙药；丹参、败酱草治痤疮。闭经易复，不可骤然停药，再闭效差，用丸药巩固系防复之策。

（白伟超　沈　宁）

4. 闭经（脾虚痰湿，气虚兼瘀）

个人信息：刘某某，女，35岁。

初诊：2010年5月6日（立夏）。

病史：患者停经4个月（末次月经元月中旬），每次月经不定期，经行一周，伴轻微腹痛，月经量少，色黯有血块，平素乏力懒言，胸膈痞闷，腰困嗜睡。

检查：舌质淡黯，苔薄白，脉缓弱，体偏胖（体重约75kg左右），血压125/75mmHg。

中医诊断：闭经（脾虚痰湿，气虚兼瘀）。

西医诊断：继发性闭经。

治法：健脾化湿，补气通经。

方药：二陈汤合补阳还五汤加减。

半　夏6g	云　苓20g	橘　红10g	陈　皮15g
地　龙15g	赤　芍10g	桃　仁10g	红　花6g
川　芎10g	当　归10g	生黄芪20g	焦三仙^各30g
川　断10g	桑寄生10g	生杜仲10g	泽　兰10g
鸡血藤10g	香　附10g		

水煎服5剂，一日2次，早晚各一次。

二诊：2010年5月8日，患者前来告知，服两剂药后，月经如潮，无腹痛，血色鲜红量适中，血压118/80mmHg。问询医者能否继服，嘱其每日一次，每剂药服2天。

按语：此病案属脾虚痰瘀互结而致闭经，故健脾化湿，补气通络并用。用二陈汤之半夏燥湿化痰，橘红、陈皮理气化痰，气顺痰清湿消。用补阳还五汤之黄芪补气健脾，加强气化之功；川芎、赤芍、桃仁、红花活血祛瘀；地龙、泽兰通经活络；鸡血藤、香附为沈氏经验药，养血活血理气，补气药中佐以理气，气行则血行；川断、杜仲、寄生调肾阴阳，阳中求阴，滋阴生血，诸药合用，共奏其效。

（孙占山）

5. 痛经（气滞血瘀，寒凝胞宫）

个人信息：胡某，女，19岁。

初诊：2013年6月6日（谷雨）。

主诉：痛经5年。

病史: 素性内向,经常忧郁。14岁初潮,经行腹痛,影响学习和生活,甚则需打止疼针,方能暂时缓痛。2天前生气不快,今晨经潮,小腹冷痛,喜温拒按,经少瘀块,胁胀心烦。

检查: 苔薄白,质紫黯,脉弦细。

中医诊断: 痛经(气滞血瘀,寒凝胞宫)。

西医诊断: 原发性痛经。

治法: 疏肝化瘀,暖宫止痛。

方药: 柴胡疏肝散桃红四物汤化裁。

柴胡梢10g	赤 芍10g	川 芎10g	丹 参30g
桂枝10g	乌 药10g	鸡血藤10g	香 附10g
红花10g	当 归10g	川楝子10g	玄 胡10g
徐长卿10g	晚蚕沙10g(包)	炮 姜10g	苏 木10g

上方每日1剂,水煎分2次服。

二诊: 连服3剂,经行较畅,瘀块减少,腹凉已除,腹痛显减,胁胀不显,情绪好转,瘀血寒凝渐解,上方去炮姜,加地龙10g增化瘀之力。再服7剂,经净痛止,苔薄白,脉弦细。嘱稳定情绪,开朗性格,如经潮腹痛,再服上方,未再复诊。

按语: 痛经不可一味止痛,也应辨证论治。本案肝郁血瘀,寒凝胞宫,除疏肝化瘀外,应配温通暖宫,乌药、桂枝、炮姜是谓主治;柴胡梢疏肝解郁,药力更大;鸡血藤、香附是止痛经无论虚实均系有效药对;丹参一味功同四物,合当归药理证实可缓解子宫痉挛,也是解痛经的有效药对;苏木化瘀、蚕沙、徐长卿定痛,系家传专镇痛经的效药;蚕沙应当包煎。二诊加地龙系活络之品,增强化瘀之力,尤利于去胞宫之瘀。

(沈 宁 白伟超)

6. 痛经(脾肾阳虚,寒凝胞宫)

个人信息: 陈某,女,35岁。

初诊: 2012年10月24日(霜降)。

主诉: 痛经3年。

病史: 患者经行腹痛3年,西医诊为"子宫内膜异位症",多方求治无效,遂来门诊求治。刻下症: 经行第一天,小腹痛甚,按之能缓,得热则舒,经量少,色发暗。平素怕冷,四肢不温,纳谷不香,大便溏薄,腰酸腿软。

检查: 苔薄白,质淡胖,脉沉细。

中医诊断: 痛经(脾肾阳虚,寒凝胞宫)。

西医诊断: 子宫内膜异位症。

治法: 温补脾肾,暖宫止痛。

方药: 温经汤化裁。

白人参5g(另煎炖服)	白扁豆10g	当　归10g	生白芍10g
桂　枝10g	生杜仲10g	桑寄生10g	川断10g
鸡血藤10g	香　附10g	蚕　沙10g(包)	生山楂15g
鹿角霜10g	葛　根10g	麦　冬10g	三七粉3g(冲)

上方每日1剂,水煎分2次服。

二诊:服药7剂,腹痛明显减轻,5剂时经已净,经量仍少,怕冷肢凉,腰酸、纳呆改善,便溏已解。嘱服杞菊地黄胶囊、艾附暖宫丸,经时再复诊。

三诊:第2个月经周期时腹凉痛已轻,未见便溏,苔薄白,脉沉细。上方去葛根、白扁豆、生山楂,加炒白术10g,补骨脂10g,川楝子10g,玄胡10g,徐长卿10g,增温阳止痛之力。连服7剂,经量增加,已无血块,腹痛轻微,纳便正常。嘱平时服丸药,经期服汤药,未再复诊。

按语:阳虚寒凝的痛经,"温经汤"对证,但要化裁乃经方今用。吴茱萸、姜草、半夏虽温但燥,不利于阴阳平衡应去掉;因有便溏,升阳的川芎、葛根更对证;丹皮寒性反佐,因有麦冬,更能阴中求阳也去之;已用归、芍,故阿胶、熟地也可去之;加入鹿角霜增其温通之力。处理经少不单行血一法,温通健脾也可增量,加入山楂既开胃口又增经量还可止痛;三七和血养血,也是止痛增量;蚕沙、金铃子散、徐长卿系祖传止痛经妙药,其效可靠;鸡血藤、香附行气活血也是止痛经有效药对;杜仲、桑寄生、补骨脂、麦冬均系调肾的效药。祖传调经大法乃经期调血、经后调肾,此案可证。

（沈　宁）

7. 痛经(寒凝胞宫,瘀血阻滞)

个人信息:刘某,女,39岁。

初诊:2009年4月18日(清明)。

主诉:经行腹痛2年,伴经期延长,月经量少3个月。

病史:患者诉阴道不规则出血伴月经量少,色淡,小腹疼痛2年,在当地医院多方求治,曾服中西药,收效甚微。B超检查发现子宫前壁可见3.7cm×4.2cm大小回声光团,提示子宫肌瘤,医生建议手术,患者拒绝手术治疗,想服用中药治疗,经朋友介绍,前来门诊求治。刻下症:经行小腹疼痛,喜暖喜按,经行不畅,色黯量少,夹有血块,经期延长,淋漓不净,白带较多,形寒肢冷。

检查:舌淡红,苔白腻,脉沉涩。B超示:子宫前壁可见3.7cm×4.2cm大小回声光团,提示子宫肌瘤。

中医诊断:癥瘕,痛经(寒凝胞宫,瘀血阻滞)。

西医诊断:子宫肌瘤。

治法:温经散寒,活血化瘤。

方药:桂枝茯苓丸加味。

桂　枝10g	茯　苓10g	桃　仁10g	红　花10g
丹　皮10g	赤　芍10g	制大黄10g	川牛膝10g
川　芎10g	当　归10g	生地黄10g	枳　壳10g
吴茱萸10g	艾　叶3g	穿山甲6g	

上方每日1剂,水煎分2次服。

二诊:服上方7剂后,无其他不适,加醋鳖甲10g,浙贝母10g,生牡蛎30g,以增强散结之功,续服7剂。

三诊:腹痛减轻,身体微热,白带减少,感腹有轻微下坠之感,提示月经将至,前方加丹参30g,三七粉3g(冲服),经期增加活血之功,续服7剂。

四诊:经停后,加桂枝30g,鸡血藤30g,温经通络。

五诊:前方辨证加减连服3个月经周期后,痛经未再发生,月经周期正常,经行时间、量、色正常。B超检查:子宫前壁可见1.2cm×1.3cm大小回声光团,提示子宫肌瘤明显缩小。

效不更法,继续用上方化裁调治2个月,前后共治疗半年左右,B超复查:子宫肌瘤消失。妇检:子宫大小正常,未发现包块。

按语:子宫肌瘤属中医"癥瘕""积聚"范畴。该病手术治疗易复发,并造成内分泌功能紊乱,而中医治疗效果虽然较慢,但全身调理后,不易复发。《妇人大全良方》云:"妇人腹中瘀血者,由月经否涩不通,或产后余秽未尽,因而乘风取凉,为风冷所乘,血得冷则成瘀血也。血瘀在内则时时体热面黄,瘀久不消则变成积聚症瘕也。"本案患者因寒邪凝滞,瘀阻胞宫所致,治疗应以温性药物为主,温性能开、能散、能行,有利于癥块的消散,故用《金匮要略·妇人妊娠病脉证并治第十二》桂枝茯苓丸加味温散寒邪,活血化瘀,散结消瘤。①温通:桂枝温通血脉而行瘀滞,配吴茱萸、艾叶,增强桂枝温散寒邪之力;②化瘀:桃仁、红花、活血化瘀,为消癥之要药;丹皮、赤芍,增强活血祛瘀之功;瘀血久郁化热,其中丹皮清热凉血,又有热性反佐的作用;茯苓渗泄下行,有助于行瘀血;大黄、川牛膝活血化瘀,且牛膝能通血脉而引血下行;③活血:川芎活血行气;当归、生地黄养血活血,使瘀血祛而不致阴伤;枳壳理气,气行则血行;④散结:穿山甲性善走窜,使诸药通达病所,活血化瘀,消癥积,通血脉,软坚散结,加鳖甲、浙贝母、生牡蛎,增强软坚散结之力。如此相配,药宏力专,共奏温宫散寒,通血脉,促血行,消瘀血,从而达到化肌瘤的作用。

本案用药特点:①寒客胞宫,"寒则温之",治疗当用辛温大热之品温通血脉,此谓"离空当照,阴霾自消"。②经期加重活血化瘀药,以促消除肌瘤。正如《血证论》所言:"故凡血症,总以祛瘀为要",主要是活血化瘀而非破血,以防止月经量多。

(张印生)

8. 痛经（肝郁气滞，瘀血阻宫）

个人信息：陈某，女，32岁。

初诊：2005年5月21日（立夏）。

主诉：经行腹痛半年，加重1个月。

病史：患者平素性情急躁，半年前因家庭琐事，情绪不畅出现经行腹痛、拒按，并伴头痛及经前乳房胀痛，经血量少，色紫有块，块下痛缓，曾服用止痛片可缓解，近期经来时服用无效，经期腹痛难忍，尤为痛苦。现感乳胀，头痛恶心，经人介绍，前来就诊。刻下症：经前胁乳胀痛，经期腹部剧痛，经血量少，色暗有块，块下痛缓，心烦易怒，恶心欲吐。

检查：舌质紫，苔薄白，脉弦涩。

中医诊断：痛经（肝郁气滞，瘀血阻宫）。

西医诊断：子宫内膜异位症。

治法：理气活血，化瘀止痛。

方药：四逆散合膈下逐瘀汤加减。

柴　胡10g	枳　壳10g	赤　芍10g	川　芎10g
丹　参30g	当　归10g	桃　仁10g	红　花10g
川楝子10g	元　胡10g	香　附10g	五灵脂10g（包）
石菖蒲10g	郁　金10g	公　英10g	炒橘核10g

上方每日1剂，水煎分2次服。

二诊：正值经期第3天，自诉服药7剂后小腹胀痛明显减轻，经行较顺，血块变小，恶心呕吐已止，余症好转。守上方再服7剂。

三诊：无其他不适，嘱患者每次经前一周开始服用本方，平时服用乌鸡白凤丸、加味逍遥丸3个月，以善其后。

随访半年，未见复发。

按语：子宫内膜异位症是妇科常见疾病之一，中医无"子宫内膜异位症"的病名记载。本病西医主要是以手术治疗为主，中医通过辨证施治效果较好。《医宗金鉴·妇科心法要诀》云："凡经来腹痛，在经后痛，则为气血虚弱；经前痛，则为气血凝滞。若因气滞血者，则多胀满。因血滞气者，则多疼痛。"患者性情急躁，气滞血瘀，阻于胞宫，不通则痛，经血色紫有块，舌紫黯，脉弦涩。《素问·至真要大论》曰："疏其血气，令其调达，而致和平"，故选用《伤寒论》四逆散合《医林改错》膈下逐瘀汤疏肝理气，活血止痛。

本案用药特点：

（1）疏肝理气而不破气。柴胡、香附、枳壳、郁金疏肝解郁，行气止痛。

（2）养血活血而不破血。桃仁、红花、赤芍、川芎、丹参活血化瘀，通经止痛。

（3）公英、炒橘核为沈师治疗经前乳胀的常用药对，疏散郁结，消经前乳房胀痛。

（4）配用行气止痛良药。川楝子、元胡、五灵脂活血行气,化瘀止痛;瘀血阻宫,加透窍之石菖蒲、行气之郁金,合用可增加行气活血之力。药理研究表明,石菖蒲、郁金两药既可调整情绪,还可以调整大脑皮质功能。

全方共奏活血行气,化瘀止痛之功,使气行瘀化,故诸症易除。

（张印生）

9. 痛经(脾肾阳虚,寒凝胞宫)

个人信息:雷某,女,25岁。

初诊:2008年9月18日(白露)。

主诉:痛经3年,加重3个月。

病史:患者痛经3年,3个月前症状加重,经B超检查,西医诊为子宫内膜异位症,经治疗无效来诊。刻下症:月经量少,经色暗红,腰膝酸痛无力,全身怕凉,下腹坠胀,纳差寐差,情绪烦躁,二便可。

检查:舌质暗红,苔薄,舌下络脉稍紫,脉细弦。

中医诊断:痛经(脾肾阳虚,寒凝胞宫)。

西医诊断:子宫内膜异位症。

治法:调肾阴阳,温经散寒。

方药:二仙汤和沈氏调肾阴阳方化裁。

仙灵脾10g	枸 杞10g	菊 花10g	生 地10g
黄 精10g	生杜仲10g	桑寄生10g	菟丝子10g
泽 兰10g	续 断10g	桂 枝10g	肉 桂10g
蛇床子10g	女贞子10g	白花蛇舌草30g	片姜黄10g
川楝子10g	元 胡10g	浙 贝10g	海 藻10g
丹 参30g	鸡血藤30g	小茴香10g	乌 药10g
川牛膝10g			

上方每日1剂,水煎3次,前两次口服,第三煎加花椒15粒,水煎坐浴,每晚30分钟,经期停用。

二诊:上方服用1个月,经期至,痛经减轻,月经量增多,色稍暗,气短乏力,腰膝酸软重,改去川楝子、元胡、白花蛇舌草,加骨碎补20g,补骨脂20g,气短乏力加白扁豆10g,仙鹤草10g。

三诊:服药2个月后,痛经消失,月经量色正常,偶腰膝酸软,嘱服用杞菊地黄丸收功。

随访该患者已结婚,生育1子,痛经未复发。

按语:子宫内膜异位症是妇科常见病之一,亦是不孕的常见病因之一。中医无子宫内膜异位症之病名,根据经行腹痛为其主要临床表现,将其归属于痛经的范畴。脾肾阳虚,寒从内生,故血凝不通,不通则痛,治疗以调肾阴阳,温经散寒,温阳温通为主,从阴求阳。仙灵脾温肾壮阳,菟丝子、女贞子、蛇床子滋补肝肾,四药同具性激素样作用,具有调整内分泌作用;桂枝、肉桂温通肾阳,通利血脉,温经止痛;枸杞子、菊花、生地、黄精阴中求阳,滋补肝肾;杜仲滋补肝肾,阴阳双补,桑寄生补肝肾,二药合用调整肾中阴阳;泽兰、丹参通经而不破血;乌药、川楝子、元胡行气止痛,气行则血行;浙贝、海藻活血散瘀消癥;石菖蒲、郁金行气解郁,增强行气止血之力。诸药合用,健脾补肾,温经散寒,病愈孕子。

（崔叶敏）

10. 痛经（肝气郁滞,痰瘀互结）

个人信息: 熊某,女,29岁。

初诊: 2007年6月24日（芒种）。

主诉: 痛经2年余,加重2个月,右侧少腹疼痛较甚。

病史: 2007年6月24日于某西医院行腹部B超检查,结果示右侧卵巢囊性病变（巧囊可能性大）。并未经其他诊治,前来就医。刻下症:月经量少,颜色黑暗,右侧少腹疼痛,腹部凉,入睡困难,眠中易醒,情绪急躁,食纳欠佳,大便干燥。

检查: 舌质暗红,苔黄腻,脉细弦。

中医诊断: 痛经（肝气郁滞,痰瘀互结）。

西医诊断: 卵巢囊性病变。

治法: 祛痰化瘀,行气散结通络。

方药: 温胆汤加味。

竹 茹10g	枳 壳10g	云 苓10g	陈 皮10g
石菖蒲10g	郁 金10g	川 芎10g	丹 参30g
香 附10g	鸡血藤10g	伸筋草10g	蚕 沙15g(包)
浙 贝10g	草决明30g	肉 桂2g	黄 连6g

上方每日1剂,水煎分2次服。

二诊: 服药2周后,月经来潮,疼痛明显好转仍感腹部凉,喜温喜按;腰酸痛,腿软,睡眠转佳,纳谷馨香,大便通畅,自感乏力,多梦,舌质暗红,舌苔薄白,脉沉细。患者腹痛腹凉,喜温喜按,腰酸痛,腿软,是为肾阴阳不调,阳虚明显;舌暗红苔薄白为患者体内痰湿渐祛未尽,脉沉细为肾气不足的脉象,治则改为调肾之阴阳,畅通经脉,方用沈氏调肾阴阳方加味。

枸 杞10g	野 菊10g	生 地10g	黄 精10g
生杜仲10g	桑寄生10g	香 附10g	鸡血藤10g
菟丝子10g	泽 兰10g	伸筋草10g	蚕 沙15g(包)
浙 贝10g	草决明30g	赤白芍各10g	山慈菇 10g

夜交藤10g　　乌药10g

上方每日1剂,水煎分2次服。

三诊:服药21剂后来求诊,腹痛消失,饮食睡眠好转,无明显不适。患者服药期间于2007年7月12日在某西医院行B超检查示子宫附件未见异常。嘱晚服1次,续服1个月,2007年8月2日于北京医院复查子宫附件未见异常。后未再复诊。

按语:本案证属肝气郁滞,郁久化热,痰、瘀、寒三种邪气互结于胞宫,阻滞络脉,而见诸症。治疗以温胆汤为基本方,去半夏、生姜、大枣。因半夏燥湿祛痰,温燥太过,大枣、生姜滋腻碍胃,故不用此三味,因枳实破气力量较强,将其易为枳壳,取温胆清热祛痰,理气和胃之功;石菖蒲、郁金解郁化瘀祛痰,调节大脑皮质功能;配伍香附疏肝解郁,川芎行气活血,为血中之气药。丹参、泽兰活血调经,蚕沙活血止痛,为止痛良药;浙贝祛痰散结;肉桂、黄连交通心肾,清火安神,改善睡眠;全方巧妙之处在于配伍鸡血藤、伸筋草,一则疏经活络,二则引诸药到达胞络,直中病位,且二药配对,对卵巢囊肿有较好疗效。"邪之所凑,其气必虚",二诊时,痰瘀之实邪已除,肾阴阳不调之象渐显,改用沈氏调肾阴阳方调节肾之阴阳,配伍赤白芍养血活血止痛,乌药温经散寒,行气止痛,山慈菇软坚散结,有消除囊肿之用。诸药配伍,标本兼治,扶正祛邪,瘥后防复。嘱患者饮食清淡,忌服鱼虾发物,多食水果蔬菜,调节情绪。

(韩学杰　王丽颖)

11. 崩漏(瘀血阻络,血不归经)

个人信息:杜某某,女,32岁

初诊:2006年8月6日(大暑)。

主诉:月经淋漓不断3个月。

病史:患者14岁月经初潮,经期5天,周期25~28天。结婚8年,月经基本正常,一年前因妊娠行"药物流产"1次,以后开始月经紊乱,出血不止,经行量多,夹杂血块,腹痛难忍。曾去某妇幼保健院就医,B超及妇科检查均未见明显异常,诊为月经失调引起的不规则阴道出血而行诊刮术,病理示"子宫内膜简单型增生"。同时,给予西药(具体不详)治疗,效果较好,可停药后阴道又出血不止,量多有块,痛苦异常。经人介绍,求治于中医药。刻下症:月经淋漓不断,量多色黯,夹有血块,小腹胀痛拒按。

检查:舌质紫黯,边有瘀点,脉弦涩。

中医诊断:崩漏(瘀血阻络,血不归经)。

西医诊断:功能失调性子宫出血。

治法:祛瘀生新,引血归经。

方药:桃红四物汤失笑散加味。

生　地10g	当　归10g	赤　芍15g	川　芎6g
蒲　黄10g	五灵脂10g	桃　仁10g	红　花10g
丹　参15g	益母草15g	香　附10g	枳　壳10g
川楝子10g	元　胡10g	三七粉3g(冲)	

上方7剂,每日1剂,水煎分2次服。

二诊:服上方后开始月经量仍大,血块增多,腹痛难忍,血块流出后腹痛随之大减,精神转佳,服第5剂时月经量开始减少,现经量少,色偏暗,血块少,无腹痛。前方加茜草10g,丹参30g,养血活血调经,再服7剂。

三诊:上方服用5剂后,月经已基本干净,按之腹不痛,唯觉周身乏力,腰痛楚,肾为腰之府,此乃日久下血,肾气亏损,阴阳两虚,按照沈氏经验,经后调肾,改用沈氏调肾阴阳方加减14剂,调补阴阳,调理冲任。

枸杞子10g	野菊花10g	生地黄10g	黄　精10g
生黄芪15g	当　归10g	泽　泻10g	山　药10g
石菖蒲10g	郁　金10g	生杜仲10g	桑寄生10g
桃　仁10g	红　花10g	夜交藤30g	炒枣仁10g

四诊:服药后,腰酸减轻,精神好转,无其他不适,前方加益母草10g,丹皮10g,女贞子10g,旱莲草10g,补肾调经,续服14剂。

五诊:服上方10剂后,感乳房微胀,月经前期,治以活血化瘀调经,少佐疏肝之品,加公英10g,炒橘核30g,川牛膝10g,青皮10g,续服7剂。

六诊:服上方3剂时月经来潮,经行量中,色鲜红,血块减少,腹痛已不明显,宗前法四物汤加味活血化瘀,固冲止血。

前后加减治疗3个多月,停药后连续数月月经正常,无其他不适。

按语:患者因"药流"后胞宫瘀滞,新血难安,血不循经,故见经乱无期,为瘀血阻络所致之崩漏,此类患者不可见出血不止便行止血,而要用活血化瘀之法。正如傅青主所谓:"治法须行血以去瘀,活血以止痛,则血自止而愈矣",只有去菀陈莝,化瘀生新方能澄源,而非一味固涩塞流,所以"先疏导,再止血,后调肾"。首先用四物汤合失笑散加味,活血化瘀,止血调经。方中生地、当归、赤芍、川芎养血活血调经;蒲黄、五灵脂、桃仁、红花、丹参、益母草活血化瘀止痛;香附、枳壳、川楝子、元胡行气散结止痛;加入三七粉加强化瘀之功。诸药共奏活血化瘀,以通为用,澄源而使塞流之效。待血止后以杞菊地黄汤加减调肾固冲,生黄芪益气健脾,活血而不伤正,使经行顺畅。经前调气,经期再次活血化瘀,养血调经,使经畅而不留瘀。综观本案,审因辨证准确,按照沈氏经验,经前调气,经期调血,经后调肾,遣方用药,标本兼治,治崩经验,于此可见一斑。

本病用药特点:

(1)瘀血阻络,"通因通用",瘀去宫宁,血自归经,崩漏自止。

（2）血止虚现，"补益肝肾"，肾主封藏，肾充肝舒，经漏能止。

（张印生）

12. 崩漏（脾肾不足，气虚血瘀）

个人信息：高某，女，40岁。

初诊：2009年11月19日（立冬）。

主诉：月经量多2年余，月经淋漓不止20余天。

病史：近两年来，月经量多，经期较长。半年前曾因月经过多，淋漓不断在当地医院妇科检查，确诊为子宫肌瘤，经治疗后好转，用药不详。本次月经20余天未净，求治于中医。刻下症：行经23天至今未净，经血淋漓。伴有下腹隐痛，疲乏倦怠，腰膝酸软。自觉头晕心慌，动则气短，常自汗出，夜寐多梦，大便溏薄。

检查：体型稍胖，面色㿠白，唇甲色淡，舌质紫黯，边有瘀斑，舌体胖大，齿痕明显，舌苔薄白，脉沉细弱。化验检查：Hb 86g/L；B超示：肌壁间子宫肌瘤（4.1cm × 3.5cm）。

中医诊断：崩漏，癥瘕（脾肾不足，气虚血瘀）。

西医诊断：子宫肌瘤，月经过多。

治法：健脾补肾，益气摄血。

方药：补中益气汤加减。

党　参15g	炒白术30g	生黄芪20g	陈　皮10g
当　归10g	炒山药15g	黄　精10g	柴　胡10g
桑寄生15g	仙鹤草15g	杜仲炭10g	三七粉3g（分冲）
煅龙骨30g	煅牡蛎30g	炒枣仁20g	五味子10g

上方7剂，水煎服，每日两次。

二诊：一周后复诊，经血已净，下腹隐痛消失，头晕心慌减轻，汗出减少，睡眠改善。仍有疲乏倦怠，腰膝酸软，面色㿠白，唇甲色淡。舌质淡黯，边有瘀斑，苔薄白，舌体胖有齿痕，脉沉细涩。脾气不足明显改善，肾亏、血瘀之证犹存。标证收效，改为治本。上方去收敛止血之煅龙骨、煅牡蛎、化瘀止血之三七粉、升提中气之柴胡，改杜仲炭为生杜仲10g，加玄参15g，浙贝15g，夏枯草15g，生牡蛎30g，丹参20g，在健脾补肾基础上合以《医学心悟》之消瘰丸及养血活血之丹参，加强软坚散结，活血化瘀之功效以治其本。继续服用24剂，水煎服，每日2次，每服六剂后停服一天。嘱下次月经见红即来诊调药。

三诊：服二诊药已三周，昨晚月经来临，经量一般，经血色红，血块不明显，无腹痛。自觉腰膝酸软减轻，倦怠乏力好转，头晕心慌消失，汗出不明显，大便已成形。睡眠一般，偶有梦。舌质淡红，边有瘀点，齿痕缩小，舌苔薄白，脉沉细。脾肾不足之象好转。适逢经期，恐其复发崩漏，故复用健脾补肾，益气摄血之法未病先防。一诊方再服7剂。

四诊：本次月经行经7天，经血量较前减少，血色鲜红，无明显血块，无腹痛。再守二诊方加减治疗21剂。嘱其下次月经来潮时，改服三诊方或再来就诊。

半年后患者电话告知，月经正常，贫血已愈，曾复查Hb 12g/L，B超示子宫肌瘤约2cm×1.6cm，自觉无不适感。

按语：子宫肌瘤属中医癥瘕积聚范畴，临床多用活血化瘀，软坚散结之法治疗。本例患者就诊时以月经过多，经血20多天未净为主诉，且出现贫血症状。故治疗用药时采用"急则治标"的原则，先益气摄血，收敛止血以求速效。待血止之后，"缓则治本"。关键是要结合月经周期用药，经期注重益气止血，经后注重逐瘀散结，且时时不忘培本固元，扶助正气。

用药体会：①崩漏之证，重调气血，久病应着眼于大补气血，血脱补气兼以温摄治法为要。②用药注重阴阳消长变化，如生黄芪、当归益气养血，其中黄芪能补脾肺之气以壮生血之源，当归味厚，为阳中之阴，具有养血和营之功，二者相伍，阳生阴长，气旺血生。③药物炮制与药物功效密切相关，如炒白术健脾止泻作用明显，而生白术则重在健脾益气。杜仲炭补肝肾兼止血止泻，生杜仲则补肝肾，强筋骨，壮腰膝。④煅龙骨、煅牡蛎：收敛固涩，止汗止血，镇心安神，善治一切汗症及心慌心悸，夜寐不安。⑤消瘰丸加丹参，软坚散结，活血祛瘀，为治疗癥瘕、包块的基本方药，长期坚持服用，必有疗效。

（丁京生）

13. 崩漏（脾气不足，固摄无力）

个人信息：张某某，女，20岁。

初诊：2009年4月11日（清明）。

主诉：月经淋漓不断，加重月余。

病史：患者2年前因"高考"压力大，月经量逐渐增多，且出血均需半个月以上才能干净，曾服中药及中成药疗效不显。正值经期第3天，经量较多，前来求治。刻下症：月经量多，血色淡红，神倦乏力，气短懒言，四肢不温，纳谷不香，大便稀溏。

检查：面色无华，舌淡苔薄，脉细尺部弱。

中医诊断：崩漏（脾气不足，固摄无力）。

西医诊断：青春期功能失调性子宫出血。

治法：健脾益气，固崩止血。

方药：固本止崩汤加减。

生黄芪30g	太子参15g	白 术10g	怀山药10g
茯 苓10g	当 归10g	柴 胡6g	升 麻6g
陈 皮10g	姜 炭6g	仙鹤草15g	乌贼骨30g

阿胶10g(烊化) 棕榈炭10g 益母草10g 砂仁10g

上方每日1剂,水煎分2次服。

二诊:上方服用7剂后,阴道出血量减少,色淡红,质清稀,仍感纳差,大便偏稀,一日一解,前方加白扁豆10g,焦三仙30g,煨葛根10g,以健脾消食止泻,续服7剂。

三诊:上方服药2剂后,阴道出血已止,精神好转,手足渐温,纳食好转,大便成形,每日一解。患者要求按上方继服,再服14剂。虽然血止,病情好转,仍当益气养血,调理冲任,嘱其加服归脾丸,健脾益气,养血安神,进行调理。

四诊:诸症减轻,无其他不适,前方去乌贼骨、棕榈炭,加生杜仲10g,桑寄生10g,调肾复宫,再服14剂,意在恢复胞宫的正常功能,即复旧之法。

五诊:患者月经于5月16日如期而至,经行量中,色转鲜红,6天即净,精神转佳,饮食、大便正常。为巩固疗效,前方加减服用3个月余。

半年后随访,月经正常。

按语:《薛氏医案》说:"崩之为患,或因脾胃虚损,不能摄血归经。"患者思虑伤脾,脾虚气弱,运化失司,统摄无权,而致月经量大不止,本着"急则治其标,缓则治其本"的原则,故用固本止崩汤,健脾益气固涩,养血摄血塞流。本病的用药特点,按照治崩三法"塞流、澄源、复旧"辨证论治。①塞流。"有形之血不能速生,无形之气所当先固",方中黄芪、太子参、白术、怀山药、茯苓健脾培土,补中益气,固冲摄血;陈皮理气,砂仁化湿,使脾健运而有助于补气;柴胡、升麻少量使用,取其清轻升阳之性,升提气机;姜炭温中止血;阿胶、棕榈炭、乌贼骨养血调经,收涩止血。②澄源。脾阳不足,脾主统血,气不足血亦不足,当归配黄芪,当归补血汤之意,补血养血。③复旧。待血止后,用调肾阴阳方,调补肝肾,以固其本,增强调肾复宫。④补益药中加用"陈皮、砂仁",健脾醒脾,使补而不腻,补而不滞。⑤乌贼骨,动物药含有钙质,为血肉有情之品,收敛固涩,可增强止血之功。

本案充分体现了"塞流、澄源、复旧"的治崩三法。脾为后天之本,气血生化之源,主中气而统血。经健脾益气治疗后,患者脾气健运,诸症随之改善,血循常道,月事以时。诸药合用,标本同治,共奏"补中益气,升阳举陷,健脾固经"之功,其效较佳。

(张印生)

14. 月经先期(阴阳失调,瘀阻胞宫)

个人信息:时某,女,28岁。

初诊:2013年7月13日(小暑)。

主诉:月经提前,量多有块近1年。

病史:患者近1年经潮提前,量多色暗,夹有血瘀块。妇科B超检查发现子宫多发肌瘤,最大3.1cm×4.2cm,因惧怕手术,曾服桂枝茯苓丸及活血化瘀,软坚消瘤中药,肌瘤不消,日渐见长,遂来求治。刻下症:经行3天,量多暗块,小腹隐痛,腰酸明显,心烦失眠,纳便尚调。

检查:苔薄黄,舌质红,脉细数。

中医诊断:癥瘕,月经先期(阴阳失调,瘀阻胞宫)。

西医诊断:多发子宫肌瘤。

治法:调肾阴阳,化瘀消癥。

方药:二仙汤桃红四物汤加减。

仙灵脾5g	知 母10g	黄 柏10g	当 归10g
补骨脂10g	红 花10g	桂 枝10g	云 苓10g
山慈菇10g	丹 参30g	苏 木10g	生 地10g
川 芎10g	生栀子10g	炒枣仁30g	夜交藤30g

上方每日1剂,水煎分2次服。

二诊:服药3天时经行,5天而净,量减块少,腹痛心烦已止。腰酸减轻,失眠好转。连服14剂,阴阳渐调,效不更法,再增调肾化瘀之力。上方去生栀子、川芎,加菟丝子10g,狗脊10g,三七粉3g(冲),嘱平时早晨和中午服宫瘤宁胶囊各4粒,每晚服1煎汤药,至下次经期停服宫瘤宁,改为早晚服汤药。

三诊:第2个月经周期复诊,经行已不提前,如期而至,瘀块未见。小腹不痛,心烦不显,夜寐已酣。苔薄黄,脉弦细。上方去炒枣仁、夜交藤、生地、狗脊、菟丝子,加生杜仲10g,桑寄生10g,白花蛇舌草30g,三七粉改为6g,如法煎服。

四诊:第3个月经周期复诊,经潮已调,无明显不适,复查B超示肌瘤减少缩小,最大为2.1cm×2.3cm。嘱上方配成水丸,加宫瘤宁常服。

半年后陪病友门诊,述两次复查B超,肌瘤消失,一年后告喜得一子。

按语:常法消肌瘤均系活血化瘀,温通软坚,疏忽调肾,故效不显。肌瘤常因内分泌紊乱所致,调肾即可调整内分泌,"二仙汤"调肾阴阳可消肌瘤,但要改组:仙茅温燥应去,仙灵脾只用5g,再加菟丝子、生杜仲、桑寄生可增效;狗脊既治腰痛也可调肾。瘀阻胞宫,化瘀为要,"桃红四物汤"切证,再加入苏木、丹参、三七增效;桂枝、云苓、白花蛇舌草可谓肌瘤引经之品。肌瘤缓图效方丸剂可用。本案患者多发肌瘤,3个月经周期便消,后又得子,可见调肾消癥之效。

（沈 宁）

15. 月经后期(痰湿阻宫,聚久成癥)

个人信息:刘某某,女,28岁。

初诊:2004年6月10日(芒种)。

主诉:月经错后,经量减少,白带增多半年。

病史:患者于2003年10月16日在某医院例行妇科体检查出子宫肌瘤,平素经来量少,无明显不适,未加以重视。近半年来,月经延后,经量明显减少,色淡质稠,带下量多,色白黏腻,经服"桂枝茯苓丸"、"大黄䗪虫丸"等治疗,未见明显改善。现形胖痰多,头重胸闷,口黏纳呆,二便尚调。西医建议手术治疗,患者因惧怕手术,经介绍来院就诊。

检查:舌淡胖,苔白腻,脉弦滑。B超示:子宫前位,5.2cm×4.1cm×4.5cm大小,形态欠规则。肌层回声不均匀。子宫前壁可见1.8cm×1.7cm×2.0cm的低回声结节,边界不清,略向外突……考虑子宫肌瘤。

中医诊断:癥瘕,月经后期(痰湿阻宫,聚久成癥)。

西医诊断:子宫肌瘤。

治法:燥湿化痰,活血消癥。

方药:苍附导痰丸合桂枝茯苓丸化裁。

胆 星10g	法半夏10g	炒苍术10g	香 附10g
云 苓10g	陈 皮10g	枳 壳10g	桂 枝10g
赤 芍10g	丹 皮10g	桃 仁10g	车前草30g

每日1剂,水煎分2次服。

二诊:连服7剂,头重、口黏缓解,白带减少,胸闷亦轻,食纳渐增,舌脉如前。痰湿渐祛,上方加生龙骨、生牡蛎、焦三仙各30g。

三诊:服药5天,月经按期来潮,色质转常,经量尚少,白带少而未止,但已不黏。胸闷解除,食纳又增,苔薄白,根中腻,脉细滑。痰湿显减,药已中的,效不更法,改用"温胆汤"并加痰瘀同治的莱菔子10g,丹参30g,加减调治1个月。

四诊:经行如期,经量略多,带下不多,少腹隐痛,腰酸腿软,苔黄质红,脉沉细数。痰湿已祛而肾亏之象渐显,法随证变,改宗《上海经验方》"二仙汤"以调肾阴阳。

知 母10g	黄 柏10g	当 归10g	仙灵脾5g
泽 兰10g	川 断10g	蛇床子10g	菟丝子10g
石菖蒲10g	郁 金10g	苏 木10g	生山楂15g
川楝子10g	元 胡10g	桂 枝5g	夏枯草10g

上方7剂,每日1剂,改为每晚服1煎。早上、中午服用"桂枝茯苓胶囊"各3粒。至下次月经来潮,汤剂改为每天2次,停服胶囊。如此进退1个月再诊。

五诊:经量较前明显增多,腹已不痛,腰无酸软,舌质不红,脉细不数。虚火不著,病渐向愈。守法改用《医级》"杞菊地黄汤"并加阴阳双调的生杜仲、桑寄生,升清降浊的川芎、牛膝各10g,出入续治2个月。

六诊:经期、量、色、质、带均已正常,舌淡红,苔薄白,脉和缓。因惧怕手术而未行B超检查。病深时久,原法巩固,以四、五诊合方5倍剂量,加入三七粉30g,共研细末,装入1号胶囊,每次3粒,每日3次,又调2个月。

2005年1月12日B超复查:子宫大小正常,4.8cm×3.8cm×4.0cm,肌瘤消除。予杞菊地黄胶囊,后未来复诊。

按语:子宫肌瘤与内分泌紊乱有关,常规多投活血化瘀、软坚散结之法。然本案初诊辨证以痰湿阻宫为患,故以"苍附导痰丸"祛痰为主,以"桂枝茯苓丸"化瘀为辅。三诊时,痰湿松动,为防久用苍夏过燥、桃芍破气,故改为温胆汤去夏枣草,并加痰瘀同治的有效药对莱菔与丹参。四诊邪去正虚,绳之以调肾阴阳的二仙汤,调肾即可调整内分泌,是为治本之法。原方仙茅温燥而有小毒,以温润的蛇床子代之,并配仙灵脾。调整内分泌用菟丝子、泽兰、川断,调节大脑皮质功能用石菖蒲、郁金。月经量少,既要活血又要温通,苏木、山楂、桂枝所设,金铃子散专疗腹痛,夏枯草软坚散结。五诊虚火不著,专功调肾,以杞菊地黄为基本方,注重阴阳互根、升降气机、补而不滞、温而不炎,皆为辅助之举。最后效方研末并配成药,丸药缓图,以冀收功。如此进退法度,方药次第,投剂中肯,肌瘤得消。

（沈　宁）

16. 经期外感(风热外感,热入血室)

个人信息:刘某,女,37岁。

初诊:2011年1月8日(小寒)。

主诉:外感1周,发热1天。

病史:患者近1周自感咽痛,周身不适,自服银翘片、感冒清热颗粒,咽痛减轻。昨日月经来潮,自觉不适加重,前来就诊。刻下症:头晕头痛,周身疼痛,时有寒热,口苦咽干,偶有咳嗽,月经量少,经行不畅,纳食减少,大便偏干。

检查:舌淡红,苔薄黄,脉弦数。体温37.5℃,咽部轻度充血,扁桃体不大,心肺听诊无异常。

中医诊断:感冒(风热外感,热入血室)。

西医诊断:上呼吸道感染。

治法:和解清热,祛邪通经。

方药:小柴胡汤加减。

柴　胡10g	黄　芩10g	川　芎10g	枳　壳10g
云　苓10g	陈　皮10g	连　翘10g	白　菊10g
丹　参30g	桔　梗10g	元　胡10g	川楝子10g
莱菔子10g	车前草30g	桑白皮10g	焦三仙30g
薄　荷10g(后下)			

上方每日1剂,水煎分2次服。

二诊:服用5剂后热退经净,头痛身痛、口苦咽干、咳嗽便干等诸症消失,饮食如常。

按语：风热外感证的辨证要点为咽痛、苔黄、脉数，本案与此相符，患者又值经期，故辨为风热外感、热入血室证。方中连翘、薄荷、桑白皮宣散风热，为针对风热外感的用药，桑白皮同时又可宣肺止咳，针对咳嗽一症而用。

张仲景《伤寒论·辨太阳病脉证并治》有"妇人中风，七八日续得寒热，发作有时，经水适断者，此为热入血室，其血结，故使如疟状，发作有时，小柴胡汤主之。"故方中柴胡、黄芩为主药，治疗经期外感、热入血室证。本案小柴胡汤未用党参，而代之以云苓、陈皮、焦三仙，和胃健脾，健运中焦，振奋食欲，扶助正气。

本案的另外3个特色为：①经期外感需注意调经，"一味丹参，功同四物"，故方中选用丹参调经，配合川楝子、元胡理气和血。②外感病的治疗要注意分利二便，经邪以出路，故方中以草决明通便，车前草利尿。③治疗外感病还要助以透窍，达邪外出，方中选用桔梗和川芎，以透邪外出。

（连智华　李成卫）

17. 带下（脾虚湿困，寒凝带脉）

个人信息：曹某，女，28岁。

初诊时间：2012年3月5日（雨水）。

主诉：白带量多2个月余。

病史：平素烟酒不节，饮食无度，出现白带量多2个月余，色白质稀，食纳不香，时有便溏，四肢欠温，神疲乏力，某医院诊为"盆腔炎"，曾服西药、中成药无效，病友介绍，门诊求治。

检查：苔薄白腻，舌质淡，脉沉细。

中医诊断：带下（脾虚湿困，寒凝带脉）。

西医诊断：盆腔炎。

治法：健脾除湿，散寒止带。

方药：异功散加减。

党　参10g	炒白术10g	白扁豆10g	云　苓10g
陈　皮10g	生杜仲10g	桑寄生10g	生　芪10g
当　归10g	生薏仁10g	公　英10g	莱菔子5g
车前草30g	仙鹤草10g	山　药10g	

上方每日1剂，水煎分2次服。

二诊：连服14剂，白带明显减少，纳谷增加，精神好转，仍有肢凉便溏。脾运渐健，寒凝依存，上方去莱菔子、当归，加桂枝10g，生白芍10g，补骨脂10g，温补祛寒。

三诊：再服14剂，白带已止，纳便通调，四肢转暖。嘱改为每晚服1煎巩固，未再复诊。

按语: 脾虚湿困,"异功散"对症效方,应有所佐,提升其效:一是脾肾同本,调肾以健脾,用生杜仲、桑寄生;二是气血互联,养血以益气,用"当归补血汤"。便溏带稀,白扁豆、山药为妙药;莱菔子补而不滞,又开胃口,为不影响治疗便溏,少用5g;仙鹤草补气利于健脾。脾虚便溏,补骨脂乃益火生土,桂枝、白芍调和营卫,专治手足不温。巩固止带,每晚服1煎。

(白伟超 范竹萍)

18. 带下(湿热下注,热毒为患)

个人信息: 希某,女,32岁。

初诊时间: 2013年6月20日(芒种)。

主诉: 带下增多1月。

病史: 出差时不慎感染衣原体,近期月带下量多,色黄秽臭,外阴瘙痒,口干且苦,尿黄便干。某医院检查衣原体阳性,西药消炎效果不显,遂来门诊求治。

检查: 苔黄腻,舌质红,脉弦数。

中医诊断: 带下(湿热下注,热毒为患)。

西医诊断: 感染性阴道炎。

治法: 清利湿热,解毒止痒。

方药: 四妙丸加味。

黄 柏10g	炒苍术10g	生薏仁10g	川牛膝15g
草 薢10g	土茯苓10g	生 芪15g	公 英10g
白菊花10g	当 归10g	草决明30g	白花蛇舌草30g
地肤子10g	生栀子10g	莱菔子15g	

上方每日1剂,水煎分2次服,药渣加花椒20粒,温时坐浴15分钟。

二诊: 连用7剂,带下明显减少,外阴瘙痒、口干且苦已除,仍有尿黄便干。湿热渐清,加强分利之力,上方去地肤子、公英,加大腹皮10g、车前草30g。

三诊: 再服7剂,白带已止,两便已调。上方改为每晚服1煎。

2个月后陪病友求诊,述白带未复,检查衣原体已转阴。

按语: 带下多见湿热蕴结,"四妙丸"是效方,但要加味,扶正有助于清利湿热。生芪补气,当归养血,气血双扶,扶正乃祛邪,当归配白菊通腑有效药对。湿热之除,分利系增效之策,利尿者车前草、白花蛇舌草又可解毒;润肠者大腹皮、莱菔子、草决明又可利湿。清利湿热最忌苦寒恋湿,生栀子、公英得当又健胃,地肤子为止阴痒妙药,草薢、土茯苓止湿带妙药。

(范竹萍 沈 宁)

19. 不孕症(精血亏损,宫冷不孕)

个人信息: 王某,女,32岁。

初诊:2004年9月1日(处暑)。

主诉:不孕8年。

病史:患者8年前小产后,未采取任何避孕措施,至今未孕。于某医院妇科B超检查,诊断为子宫内膜异位症,左侧卵巢囊肿。前来门诊求治。刻下症:月经后期,月经量少,经期腹痛腹凉,平时带下量多,怕冷便溏,头晕心慌,耳鸣腰酸,面色萎黄,纳少眠差。

检查:舌质暗红,苔薄黄,脉沉细。血压:120/60mmHg,心率78次/分。

中医诊断:不孕症(精血亏损,宫冷不孕)。

西医诊断:继发性不孕;子宫内膜异位症;左侧卵巢囊肿。

治法:滋肾养血,温阳固精。

方药:杞菊地黄汤加减。

枸 杞10g	野 菊10g	生杜仲10g	桑寄生10g
川 断10g	菟丝子10g	泽 兰10g	鸡血藤10g
伸筋草10g	石菖蒲10g	郁 金10g	川 芎10g
丹 参30g	制 军10g	阿胶珠10g	蝉 衣5g
生 芪15g	当 归10g	浙 贝10g	

上方每日1剂,水煎分2次服

二诊:10剂后,腹痛减轻,偶有心慌,经前乳胀,腹部疼痛,舌淡红,苔薄白,脉沉细,效不更法,随症加减:心慌心悸,加石韦、苏木活血理气,定惊止悸;夜眠欠安,加夜交藤养心安神;经前乳胀,加炒橘核、路路通疏通乳络,散结止痛;痛经难忍,加蚕沙温经止痛。

坚持服用8月余,妇科B超复查未见明显异常。后同伴来诉已怀孕4月余,一切正常。后未复诊。

按语:《诸病源候论》云:"然妇人挟疾无子,皆由劳伤血气,冷热不调,而受风寒。客于子宫,致使胞内生病,或月经涩闭,或崩血带下,致阴阳之气不和,经血之行乖候,故无子也。"本患者因产后精亏,阴阳失调,冲任空虚,故而无子。其治疗重在益肾调经,温阳助孕,故用枸杞、杜仲、寄生滋肾而益精血;川断、菟丝子温阳而助精气;鸡血藤、泽兰、生芪、当归、丹参补气养血活血而调经;石菖蒲、蝉衣、阿胶珠、郁金豁痰养血而开郁窍。全方共奏滋肾温阳,养血调经之效,精血充足,冲任滋养,胞宫温煦,自能受孕。

(韩学杰 朱 妍)

20. 不孕症(肝郁气滞,痰瘀内阻)

个人信息:王某,女,35岁。

初诊:2005年3月9日(惊蛰)。

主诉:不孕2年。

病史:患者婚后两年未曾采取任何避孕措施同居而未孕,于当地某院检查,B超示:右侧输卵管粘连,左侧卵巢无排卵;激素检查无异常。刻下症:末次月经1月27日,经期5~6天,量少腰酸,色暗有块,经前乳胀,纳谷不香,胃胀打嗝,心烦乏力,眠差便干。

检查:舌淡黯,苔黄腻,脉弦滑。血压:90/60mmHg,心率72次/分。

中医诊断:不孕症(肝郁气滞,痰瘀内阻)。

西医诊断:原发性不孕;右侧输卵管粘连;左侧卵巢无排卵。

治法:疏肝理气,祛痰化瘀。

方药:柴胡疏肝散加减。

柴　胡10g	枳　壳10g	云　苓10g	陈　皮10g
石菖蒲10g	郁　金10g	丹　参30g	川楝子10g
元　胡10g	伸筋草10g	香　附10g	鸡血藤10g
生苡仁10g	车前草30g	草决明30g	生内金30g
葛　根10g			

上方每日1剂,水煎分2次服。

二诊:连服14剂,月经来潮,经量较前有所增加,夹有少量血块,腰酸乏力,余症不显,舌质暗红,舌苔薄,左脉沉细,右脉弦滑,此为肝气渐调、痰瘀渐消,而肾亏之证显现,故改杞菊地黄汤加减,方用枸杞、野菊、生地、黄精、生杜仲、桑寄生滋肾填精;菟丝子、泽兰养阴活血;石菖蒲、郁金豁痰开窍;鸡血藤、香附、川芎、丹参、伸筋草、莱菔子痰瘀同治。

三诊:续服14剂,遇情志不遂,忧思恼怒则眠差多梦,乳房胀痛,腰酸不显,二便自调,食纳尚可,舌淡红,苔黄腻,脉弦细,此为痰热蕴结,郁而化火,故用一诊方清热祛痰,软坚散结,去柴胡、葛根、草决明、车前草,加生牡蛎、炒橘核消肿散结;丹皮、泽兰活血调经,清心除烦。改为日服1次,两日1剂。

四诊:续进14剂,无明显不适,服用杞菊地黄胶囊,巩固疗效。

后介绍同伴前来就诊,诉其顺产1女婴。

按语:《医宗金鉴》云:"或因宿血积于胞中,新血不能成孕……或因体盛痰多,脂膜壅塞胞中而不孕。"沈师认为妇人不孕,当以调经为先,调经又当分清虚实,实证当痰瘀同治,祛痰化瘀;虚证当调肾为主,益肾填精。故本案先投柴胡疏肝散,疏肝解郁兼以祛痰,继投杞菊地黄汤,调补肾阴,其用药特点如下:柴胡疏肝散疏肝理气,调经活血;女子以肝为本,用鸡血藤、香附、伸筋草行气活血、温通经络,为治疗经络不通、少腹疼痛之有效药对;莱菔子、石菖蒲、郁金开窍豁痰,车前草、草决明分利二便,给邪出路;川楝子、元胡行气止痛,对虚实痛证皆可应用;生内金、生苡仁健脾开胃,保护胃气。遣方妙用,共奏其效。

(韩学杰　朱　妍)

21. 不孕症(气虚血瘀,痰瘀阻络)

个人信息:王某,女,38岁。

初诊:2012年9月22日(秋分)。

主诉:继发性不孕6年。

病史:患者2007年因胎膜早破行引产手术1次,至今未孕,检查示:双侧输卵管梗阻,西医告知无法自然受孕,试管婴儿失败1次,体力不佳,遂来门诊求治。刻下症:月经量少色黯,伴有血块,气短乏力,眼不欲睁,时有头痛,眠中多梦,怕冷,腰膝冷甚,大便溏稀,食纳尚佳。

检查:舌质暗红,苔黄微腻,舌下络脉紫,左脉沉细,右脉细弦。子宫输卵管造影示:双侧输卵管梗阻。

中医诊断:不孕症(断绪)(气虚血瘀,痰瘀阻络)。

西医诊断:继发性不孕(双侧输卵管梗阻性)。

治法:祛痰化瘀,补气通络。

方药:温胆汤加减。

竹 茹10g	枳 壳10g	茯 苓10g	陈 皮10g
石菖蒲10g	郁 金10g	山萸肉10g	刘寄奴10g
赤灵芝3g	丹 参30g	生薏仁10g	白花蛇舌草30g
川 芎10g	天 麻10g	夜交藤30g	藿 香10g

上方每日1剂,水煎分2次服用

二诊:续服7剂,气短乏力减轻,怕冷仍有,行走后足跟疼痛,大便质稀,每日2~3次,食纳健运,眼睛水肿,舌质暗红,苔薄白,舌下络脉紫,脉细弦。痰浊已去,应扶正补虚。上方去温胆汤6味,加枸杞子、野菊、生地、黄精、生杜仲、桑寄生各10g,阴阳双调;赤灵芝改为5g补养气血,赤芍10g活血化瘀。

三诊:续服14剂,诸症皆缓,唯有咽红不适,颜面少量痤疮,舌质暗红,苔薄白,脉沉细,上方去藿香,加桑白皮10g清泻肺热。

四诊:续服14剂,怕冷减轻,大便黏滞不畅,颜面少量痤疮,余无明显不适,舌质淡黯,苔薄黄,脉沉细,上方去川芎,加乌药10g温肾散寒,紫草10g凉血透疹。

五诊:上方服用14服,欲试管婴儿检查发现早孕,大便不畅,已无怕冷,手足心热,夜间烦闷,舌质淡黯,苔薄黄,双寸脉弦滑,余沉细。治则滋阴补肾,清降虚火。

枸杞子10g	野菊10g	生 地10g	黄 精10g
生杜仲10g	桑寄生10g	知 母10g	黄 柏10g
苏 梗10g	黄 芩10g	升 麻10g	葛 根10g
赤灵芝5g	草决明30g	夜交藤30g	

上方每日一剂,续服7剂。

六诊:大便通畅,阴道少量出血色暗,时有汗出,上方去知母、黄柏,加生鸡内金30g健脾和胃,仙鹤草10g补气止血,茜草10g凉血止血。

七诊:上方续服7剂,唯有自汗较多,余无不适停服中药,口服诺迪康胶囊2粒/次,正心泰胶囊4粒/次,每日2次。

后家人告知顺产男婴。

按语:《中藏经》曰:"积聚证癥瘕杂虫者,皆五脏六腑真气失,而邪气并,遂乃生焉",虚实夹杂,本案即是。患者引产术后,气血大伤血行不畅,胞脉瘀阻,致使输卵管梗阻,继发不孕,然而舌质暗红,苔黄微腻,舌下络脉紫为痰瘀阻络之征,因其本虚不可大量活血化瘀,恐伤其正,故以"温胆汤"祛实邪为主,杜绝生痰之源,佐以丹参、川芎活血通脉,山萸肉、刘寄奴、赤灵芝补气扶正且不滋生痰浊。邪实去则应及时扶正补虚,沈师认为补虚之法"健脾不如补肾,补肾重在调肾",故更方为"调肾阴阳方"加减,阴阳双调,佐以丹参、川芎、赤芍行气活血。辨证论治,攻补兼施,收效显著,自然受孕。孕后遵循"胎前宜清"用以"知柏地黄汤"化裁滋补肝肾清降虚火,升麻、葛根以升阳举陷,黄芩、苏梗以清热安胎,仙鹤草以补气止血,茜草以凉血止血,诸药合用,顺利生子,母子体健。

(韩学杰　王　凤)

22. 不孕症伴经间期出血(阴阳两虚,冲任不固)

个人信息:周某,女,26岁。

初诊:2011年10月22日(霜降)。

主诉:不孕3年,伴月经间期出血,症状加重20天。

病史:患者婚后3年未孕,平素月经周期不规律,经间期反复出血,彩超检查子宫附件未见异常。末次月经9月12日,行经4天,量多色黑,无痛经。10月1日始阴道出血淋漓不止,亦急于怀孕,遂来门诊求治。刻下症:阴道出血20余天,量多色红,入睡困难,眠浅易醒,食纳尚可,大便溏稀。

检查:舌质淡黯,苔薄白,脉细弦。

中医诊断:不孕症,经间期出血(阴阳两虚,冲任不固)。

西医诊断:原发性不孕,排卵期出血。

治法:调肾阴阳,固冲止血。

方药:调肾阴阳方合当归补血汤加减。

枸杞子10g	野菊花10g	生地黄10g	黄　精10g
生杜仲10g	桑寄生10g	生黄芪10g	当　归10g
仙鹤草10g	茜　草10g	藕节炭10g	生龙骨30g
生牡蛎30g	肉桂2g	黄　连5g	夜交藤30g
白花蛇舌草30g			

上方每日一剂,水煎分2次服用。

二诊:服用7剂,出血明显减少,色暗红,畏寒,手足冰凉,眠中易醒,舌质淡黯,苔薄白,脉细弦。效不更法,上方加升麻10g,葛根10g,升阳举陷;川断10g补肾固冲。

三诊:续服14剂。服用5剂时阴道出血即止,睡眠转佳。因外感风寒,口干舌燥,微恶寒,舌质淡红苔薄黄,脉细弦,故而更方祛风散寒,养阴清热。

元 参10g	枳 壳10g	陈 皮10g	云 苓10g
石菖蒲10g	郁 金10g	香 附10g	鸡血藤10g
生龙牡各30g	白花蛇舌草30g	芦 根10g	荆 芥5g
仙鹤草10g			

上方每日一剂,水煎分2次服用。

四诊:续服7剂外感以愈,新发外阴瘙痒,轻度宫颈糜烂,白带量多未有出血,舌质淡红,苔薄黄,脉细弦。上方去生龙牡、荆芥、仙鹤草,加地肤子10g、葶苈子10g、蛇床子10g,祛风止痒,除湿解毒;丹参30g活血调经,且有"血行风自灭"之意,续服7剂。

五诊:外阴瘙痒已无,11月22日行经,量多有血块,头痛,便稀,睡眠尚可,舌质淡,黯苔薄白,脉细弦。一诊方去肉桂、黄连、生黄芪、当归、川断,加川芎10g,天麻10g,调畅气血止头痛。续服14剂,配合杞菊地黄胶囊,每次5粒,日2次。

六诊:月经干净1周后白带夹有血丝,腹凉便稀,口渴,偶有头晕,纳可眠佳,舌尖红苔薄黄。一诊方去肉桂、黄连,加麦冬10g滋阴生津,生薏米10g健脾化湿。

七诊:续服14剂,加减治疗2月余,经间期出血已无,检测怀孕。患者大便干燥,微感恶心,余无明显不适。遂在"调肾阴阳方"的基础上加升麻10g,葛根10g,草决明30g,生芪10g,当归10g,生鸡内金30g,黄芩10g,苏梗10g,仙鹤草30g,补肾安胎,升举阳气。每日1次,两日1剂,续服14剂,未再复诊。后介绍亲友门诊求治告知2012年11月7日顺产一男婴。

按语:《证治准绳·女科》引袁了凡云:"天地生物,必有氤氲之时,万物化生,必有乐育之时。……丹经云:一月止有一日,一日止有一时。凡妇人一月经行一度,必有一日氤氲之候……顺而施之则成胎矣。"脾主统血,肾主封藏,脾虚血失统摄,肾虚封藏失职,则冲任不固,出血反复。沈师对虚证主张健脾不如补肾,补肾重在调肾,强调阴阳互根,"阴中求阳""阳中求阴",故此案拟以经验方"调肾阴阳方"补肾固冲。方合当归补血汤益气生血,加仙鹤草为健脾补气奇药,又能止血;生龙骨、生牡蛎收敛固涩,利于止血。肾水不足既致相火上浮又致心火亢盛,必见心肾不交致入睡困难,眠浅易醒,方加交泰丸,仅黄连、肉桂二味药组成,前者清心火,后者引火归原,下济肾水,药精力宏,交通心肾,滋水降火;伍夜交藤养血安神以增效;白花蛇舌草清热利尿,寒性反佐,且有"利小便以实大便"之意。在孕期去利尿的白花蛇舌草,以防滑胎;再加升麻、葛根升举阳气,兼以安胎;黄芩及苏梗为安胎止呕的圣药。诸药合用,肾气充则主宰有力,月事以时下,故而有子,使孕期安全度过而顺产一子。

(韩学杰 王 凤)

23. 不孕症(气阴两虚,经脉不畅)

个人信息: 景某,女,30岁。

初诊: 2007年8月9日(立秋)。

主诉: 欲怀孕4年,未果。

病史: 患者育有1女,身体健康,现欲再孕4年未果,遂来就诊。刻下症:胸闷心悸,腰膝酸软,全身疼痛,头痛背痛尤甚,大便干燥,月经量少,乳房胀痛,夜眠不安,情绪欠佳。

检查: 舌暗红,苔薄黄,脉弦细数。心率72~84次分,心律不齐,频发早搏。

中医诊断: 断续,心悸(气阴两虚,经脉不畅)。

西医诊断: 继发性不孕。

治法: 益气养阴,调畅气机。

方药: 六味地黄汤合三参饮加减。

太子参10g	苦 参6g	丹 参30g	川 芎10g
天 麻10g	生 地10g	黄 精10g	山 药10g
山萸肉10g	刘寄奴10g	石菖蒲10g	郁 金10g
焦三仙10g	珍珠母30g	藿 香10g	草决明15g
川楝子10g	元 胡10g		

上方每日1剂,水煎分2次服。

上方服用14剂后,未再复诊。

4年后,门诊自述服药14剂后即孕,产1子,体健。

按语: 朱丹溪《格致余论》指出:"精成其子,血成其胞,胎孕乃成。今妇人无子,率由血少不足以摄精也。血之少者,固非一端,然欲得子者,必须补其精血,使无亏欠,乃可成胎孕。"本案继发不孕乃心肾阴虚,经脉不畅,故无子,治则滋养心肾,调畅气机,方用六味地黄合"三参饮"加减;补益心气,养阴清热,佐以调畅气机,方中山萸肉、刘寄奴为补益心气,活血通脉,为治疗心律失常的有效药对;补益时恐其碍胃,故以藿香、焦三仙等芳香醒脾;本案患者兼有气机不畅,情绪欠佳故配以疏肝理气,镇静安神之品。全方立法叩证,辅佐妙配,故收到出奇制胜之效。

(韩学杰 信富荣)

24. 不孕症(痰浊阻宫)

个人信息: 钟某,女,31岁。

初诊: 2011年8月18日(立秋)。

主诉: 婚后5年未孕,月经紊乱。

病史: 结婚5年不孕。经事紊乱,错后居多,经量渐少,形体胖,纳谷不馨,面见黑斑。多家医院检查无阳性发现,诊为"原发性不孕症",中西医各法均未改善,查询发现多人怀孕而来试治。

检查: 苔薄黄腻,脉弦细滑。

中医诊断: 不孕症(痰浊阻宫)。

西医诊断: 原发性不孕症。

治法: 祛痰燥湿,调经助孕。

方药: 祛痰助孕方。

竹 茹10g	枳 壳10g	云 苓10g	陈 皮10g
炒苍术10g	川 朴10g	蛇床子10g	泽 兰10g
川 断15g	丹 参30g	莱菔子10g	全瓜蒌30g

上方每日1剂,水煎分2次服。

二诊: 连服7剂,经事来潮,经量增加,纳谷仍差,苔腻依存痰浊未尽,加强祛痰,上方加石菖蒲10g,郁金10g,生牡蛎30g,生龙骨30g,生山楂15g,每晚服1煎,直至下月经潮。

三诊: 26天后经事来潮,经量并增,苔腻已净,食纳已佳,黑斑变浅,苔薄黄,脉弦细。上方共研细末装入1号胶囊,每日早晚各服6粒。经期则服上方汤剂。

坚持调理5个月经周期,经事已正常,上月经事逾期,近周查尿,早孕阳性,10月后喜得男婴,母子平安。

按语: ①体胖不孕难治,祖传祛痰法是谓至治。②莱菔子、丹参,痰瘀同治,祛痰必退腻苔,龙牡得法,生山楂化瘀开胃消肿,菖蒲、郁金调整皮层功能,蛇床、泽兰、川断调整内分泌,又不影响辨证,均系有效辅佐。③平时效方研末吞服,经期汤剂调理,坚持5个月,终于得子。

(沈 宁)

25. 不孕症伴闭经(阴阳失调,冲任瘀阻)

个人信息: 李某,女,32岁。

初诊: 2010年7月22日(小暑)。

主诉: 婚后4年不孕伴停经4个月。

病史: 结婚4年未孕,其夫精液检查正常。14岁初潮以来,月经2~3个月一行,周期不规律。协和医院化验结果示,雌激素水平处于正常值低限;B超示多个囊性卵泡,诊断"多囊卵巢综合征?"。自行监测基础体温升高不明显。用黄体酮等药物治疗多次,月经4个月未至。刻下症:月经4个月未行,白带少,无明显痛经,腰偶酸困,纳可、眠可、二便调。

检查:舌暗红,苔薄黄,舌下络脉显现,脉沉细。

中医诊断:不孕症,闭经(阴阳失调,冲任瘀阻)。

西医诊断:多囊卵巢综合征?

治法:调肾阴阳,活血通经。

方药:二仙汤加减

知　母10g	黄　柏10g	当　归10g	益母草10g
仙灵脾5g	补骨脂10g	蛇床子10g	川　断10g
泽　兰10g	鸡血藤10g	香　附10g	伸筋草10g
桂　枝10g	赤　芍10g	红　花10g	苏　木10g
生山楂10g	地　龙10g	丹　皮10g	

二诊:8月26日(处暑)患者复诊,诉昨日月经至,量少色暗,无血块,无痛经,仅觉腰酸,舌淡黯,苔薄少,脉沉细。自诉近期工作压力较大,夜寐不佳,大便略干。基础体温监测高峰仍不明显。方药改予调肾阴阳方加减。

枸杞子10g	野菊花10g	生　地10g	黄　精10g
山萸肉10g	生杜仲10g	桑寄生10g	补骨脂10g
蛇床子10g	川　断10g	泽　兰10g	鸡血藤10g
伸筋草10g	桂　枝10g	赤　芍10g	桃　仁10g
红　花10g	夜交藤30g	穿山甲粉3g(冲服)	

10月11日(寒露)来诊,告知已怀孕。

按语:本案虚证夹实。患者先天不足,肾精不充,阴阳不调,冲任衰少,经血不能按时满溢,故月经2~3个月一行;后使用大量激素治疗,使肾中阴阳不调之证更甚,瘀血内生,阻滞冲任,出现闭经、不孕。治疗以二仙汤为调肾主方,现代研究证明,二仙汤具有明显的调整内分泌紊乱的功效,为治疗妇科疾病的常用效方。沈绍功教授根据经验,将温燥伤阴之仙茅、巴戟天易为温润缓和之补骨脂、蛇床子,加入活血调经之益母草,可同调肾中阴阳。鸡血藤、香附为沈师调经常用的经验药对,伸筋草具有引经胞脉的作用,对卵巢、输卵管病变有明显的效果。"血得寒则凝,得温则行",故用桂枝温经通络,配合赤芍、地龙、红花、苏木、生山楂活血化瘀,疏通胞络。二仙汤和调肾阴阳方为沈绍功教授治疗女科疾病的两个常用方剂。沈师认为在肾中阴阳失调的前提下,两方可以换用以提高疗效。本案初期使用二仙汤,虽使患者月经得下,但排卵仍不佳,故遵沈师经验,换用调肾阴阳方,取效。

本案特殊用药:穿山甲,通经下乳。现代研究显示,具有明显的促排卵作用。《医学衷中参西录》云:"穿山甲,味淡性平,气腥而窜,其走窜之性,无微不至,故能宣通脏腑,贯彻经络,透达关窍,凡血凝血聚为病,皆能开之。"所以尤其适用于排卵不佳经闭或月经较少的不孕患者。

(张治国)

26. 胎动不安(脾肾不足,胎元不固)

个人信息:郭某,女,27岁。

初诊:2010年10月15日(寒露)。

主诉:阴道出血2天。

病史:停经70天,尿妊娠试验阳性。现阴道少量流血已2天,色淡红,质清稀,腹隐痛,下坠感,腰微酸。1年前早孕65天自然流产。

检查:舌淡苔白,脉双寸滑余无力。轻微呕恶,精神倦怠。

中医诊断:胎动不安(脾肾不足,胎元不固)。

西医诊断:先兆流产。

治法:健脾补肾,固冲安胎。

方药:寿胎丸加味。

菟丝子10g	阿胶珠15g	桑寄生10g	川　断15g
生杜仲10g	枸杞子10g	补骨脂10g	生　芪10g
炒白术10g	仙鹤草10g	党　参10g	公　英10g
黄　精10g	黄　芩10g	苏　梗10g	

上方7剂,每日1剂,水煎分2次服。

二诊:服药7剂后,阴道流血和腹痛坠胀已逐渐停止,仍有腰酸,又见便干。上方去阿胶珠、补骨脂,加白菊花、当归各10g,赤芝5g,陈皮10g,肉苁蓉10g,改为每晚服1煎,以缓润腑行。

三诊:续服10剂,诸症平复,舌脉正常,精神振作。B超检查:胎心搏动正常,子宫大小与停经月份相符。

按语:肾固而胎安,脾健胎不坠。养胎之法,重在健脾固肾,药投桑寄生、生杜仲、菟丝子、补骨脂、肉苁蓉、川续断,补肾固冲安胎;党参、炒白术、生黄芪、赤灵芝、仙鹤草,健脾益气安胎;阿胶、当归,养血止血安胎。另入苏梗、陈皮,一则理气安胎,二则补而不滞。妊娠必须清热调血,使血循经,以养其胎。胎前宜清,凉药首选黄芩,次用公英、黄连、栀子、竹茹,忌用过凉的龙胆草、白头翁等。保胎先补肾,补肾先滋阴。补肾立法,免投温燥,多进枸杞子、黄精等滋阴之品,实为保胎之法。

本案用药特点:①脾肾同本,大对健脾固肾之品合用;②气血互联,仙鹤草重在补气,兼以止血;阿胶蛤粉炒用,富含钙质,利于止血,且方便服用;③妊娠便结,较为棘手,仿"济川煎"之意,肉苁蓉温肾益精,润肠通便;当归、菊花、赤芝益气血,润腑行;陈皮推动之力,行气宽肠;牛膝下行、泽泻渗利,不利保胎,弃之不用。

（沈 宁）

27. 胎漏（血分热盛,胎元不固）

个人信息:季某,女,30岁。

初诊:2011年8月27日(处暑)。

主诉:怀孕9周,阴道少量出血12天伴低热3天。

病史:2010年2月曾自然流产1次,现怀孕9周,阴道持续少量出血,每日低热10小时余,西医建议绝对卧床休息,未予治疗,遂来门诊诊治。刻下症:阴道少量出血,色暗红,自觉身热,无腰酸腹痛,食纳不佳,睡眠尚可,尿频便秘。

检查:舌尖红,苔薄黄,脉滑,体温37.1~37.5℃。

中医诊断:胎漏,低热(血分热盛,胎元不固)。

西医诊断:先兆流产,低热。

治法:清热安胎,补气健脾。

方药:四君子汤化裁。

元 参10g	云 苓10g	陈 皮10g	炒白术10g
生内金30g	升 麻10g	葛 根10g	仙鹤草10g
茜 草10g	赤灵芝5g	草决明10g	黄 芩5g
苏 梗10g	青 蒿10g(后下)		

上方每日一剂,水煎分2次服。

二诊:服用7剂,一周内阴道少量出血4天,色褐或暗红,纳差多梦,尿频,夜尿2~3次,仍觉身热,舌尖红苔薄黄,上方去元参,加竹茹10g清热止呕,黄芩改为10g加大清热安胎之力,仙鹤草改为30g增强补气止血之功,加白芍10g养血和营,公英10g清热健胃,羚羊角粉0.6g(冲服)清热凉血。

三诊:续服14剂,阴道出血已止,下午低热1小时,纳差多梦,左下腹隐痛,舌尖红苔薄黄,口干口渴,一诊方加芦根15g清热生津,生黄芪10g补气健脾,神曲10g健脾和胃,羚羊角粉0.6g(冲服)清热凉血,藕节炭10g收敛止血防其出血。

四诊:续服14剂,阴道未再出血,下午低热持续30分钟,体温37.2℃,精神好转,纳差恶心,口干口渴,上方去草决明、元参,加竹茹10g清热止呕,佩兰10,连翘10g,丹皮10g,生栀子10g清热凉血,白豆蔻10g温中止呕,热性反佐。

五诊:续服7剂,胎漏已止,体温36.7~36.8℃,食纳转佳,眠中易醒,怕热,原方加夜交藤30g宁心安神,公英10g清热健胃。续服7剂,日服1次,巩固疗效,未再复诊,后家人告知顺利产女,母女平安,孩儿体健。

按语:《景岳全书·妇人规》曰:"凡胎热者,血易动,血动者,胎不安"。本案时处暑时节,患者感受热邪,热伤冲任,扰动胎元,致胎元不固。热易伤津,

"津能生气",津液不足无以化生为气,《格致余论·胎自堕论》："血气虚损,不足荣养,其胎自堕",故四君子汤中人参以元参代之清热凉血,兼以炒白术、云苓补气健脾,陈皮补而不滞。

胎前诸病治则三要:①遵师训妊娠必须清热调血,使血循经,以养其胎,即"胎前宜清",选加黄芩、竹茹、生栀子、连翘、公英。②"胎脉系于肾,胎气载于脾",养胎之法,重在健脾固肾,投以生黄芪、炒白术、白芍。另入苏梗,一则安胎,二则补而不滞。③谨记治法三禁:"不可汗、不可下、不可利小便"勿动其胎。药证对应,加减治疗2个月余,胎漏已止,低热已除,后其顺利产女,母女平安。

（韩学杰 王 凤）

28. 滑胎（脾肾气虚,胎元不固）

个人信息:程某,女,32岁。

初诊:2008年3月20日。

主诉:怀孕8周,阴道出血3天。

病史:有习惯性流产病史,曾怀孕5次,均于孕7~9周时自然流产,在市妇幼保健院检验为"抗子宫内膜抗体（+）","抗精子抗体（+）"。今天有流产先兆,故来诊。刻下症:已孕8周,阴道出血3天,量多色淡红,小腹坠痛,伴恶心纳差,气短乏力,腰酸痛。

检查:舌质淡,苔薄白,脉沉细,尺脉弱。

中医诊断:滑胎（脾肾气虚,胎元不固）。

西医诊断:习惯性流产。

治则:补肾健脾,益气安胎。

方药:保胎方补中益气汤加减。

枸杞子10g	菟丝子10g	杜 仲10g	桑寄生10g
川续断10g	补骨脂10g	生 芪15g	西洋参5g(另煎兑服)
白 术10g	当 归10g	生 地10g	升 麻5g
陈 皮10g	竹 茹10g	苏 梗10g	仙鹤草10g

上方每日一剂,水煎分二次服。

二诊:连服5日后来诊,出血停止,腰酸、小腹坠痛大减,恶心纳差无好转。又感口苦口干,舌苔薄黄,为虚而兼热之证,上方减补骨脂、菟丝子,加黄芩10g清热安胎,香附10g,砂仁10g醒脾安胎。

三诊:续服10剂,恶心已愈,食纳转佳,时有腰酸,B超检查示:胎儿发育良好。上方西洋参换为白参10g,随证加减巩固治疗。

2个月后停药。2008年11月26日足月顺产一女婴,发育良好,全家人皆大欢喜。

按语:复发性自然流产,亦称习惯性流产,中医称之为"滑胎",认为本病的发生与"胎元"和"母体"两方面有关。胎元多因先天精气不足而致"胎元不固"所致,母体方面则是冲任不固不能摄气血以养胎而致。"冲为血海","任主胞胎",冲任气血充足,胎元得气血之滋养,胎儿则正常发育。若冲任不固不能摄血以养胎,不能摄气以系胎、载胎,即发生"滑胎"。引起冲任不固的原因主要有肾虚、气虚、血虚、血热等,肾为"封藏之本",肾虚则不司"封藏",是"滑胎"的根本病因。上海"沈氏女科"自明初相传至今已600余年,其中"保胎方"即以"补肾"立法,"保胎先补肾,补肾先滋阴","少投温燥药,胎前宜清",实为保胎奇法,方中枸杞、菟丝子、桑寄生、杜仲、川断补肾安胎,入补骨脂以"阳中求阴",西洋参、黄芪、白术补中益气,"血为气之母",加当归、生地养血滋阴,升麻升提气机,伍陈皮补而不滞,仙鹤草补气止血,竹茹、苏梗清胃止呕,伍黄芩清热安胎,正合"胎前宜清"之训。本案患者已滑胎5次,肾、脾、气俱虚,治以补肾为重,兼补中益气养血,佐以清热和胃,共奏安胎之功。

(王再贤)

29. 妊娠恶阻(胎热上冲,痰浊逆胃)

个人信息: 李某,女,36岁。

初诊: 2011年1月13日(小寒)。

主诉: 恶心呕吐3天,加重1天。

病史: 怀孕62天,恶闻食气,食入即吐,所吐皆为食物痰涎,口黏且苦,胸闷不舒,卧床不欲动,动辄眩晕呕吐,小便黄短。

检查: 苔黄腻,脉弦滑。尿妊娠试验阳性,尿酮体阳性。

中医诊断: 妊娠恶阻(胎热上冲,痰浊逆胃)。

西医诊断: 妊娠呕吐。

治法: 清热化痰,降逆止呕。

方药: 温胆汤化裁。

| 竹 茹10g | 枳 壳10g | 云 苓10g | 陈 皮10g |
| 苏 梗10g | 黄 芩10g | 炙杷叶10g | 炒白芍10g |

上方3剂,每日1剂,水煎加入生姜2片,分2次温服。

二诊: 连服3剂,胸中豁然,已不晕吐,略能进食。原方再进2剂,饮食如常,酮体消失。

按语:"妊娠之际,经脉不行,浊气上行清道,以致中脘停痰,眩晕呕吐,胸膈满闷,名曰恶阻"(程钟龄《医学心悟》),本案病机明矣。方用温胆汤化裁,然半夏之燥热,恐其动胎,甘草之壅滞、大枣之滋腻,均不利痰浊之祛,故删除不用。胃气上逆,非降不止,应用辛开苦降法,但降的程度直接影响胎气,甚至可致滑胎,故极宜适度。一者降中焦胃气,忌利下焦两便;二者佐宜肺清肃及柔肝和胃之品以助胃气之降,紫苏梗、炙杷叶、炒白芍之属也;三者遵"胎前宜清"之训,配安胎之品,黄芩之功也。如此配伍,本案之治亦明矣。痰浊逆胃之妊娠恶阻,温胆汤正合其治。临证应用需注意:①枳实破气,换用枳壳,中病即止,不可过服;②半夏燥热,用姜半夏,并加黄芩,凉性反佐;③白术健脾,公英和胃,均可安胎,伍用增效。

（沈 宁）

30. 子晕(肝风上扰,水不涵木)

个人信息: 何某,女,31岁。

初诊: 2009年10月24(霜降)。

主诉: 怀孕5个月,时有血压升高。

病史: 患者2007年4月怀孕6个月时因"妊娠高血压"(血压190/150mmHg),尿蛋白阳性,行引产终止妊娠。引产后3个月查尿常规正常,但血压仍升高,遂来门诊求治,经中医治疗3个月血压平稳。现怀孕5个月,因惧怕血压又高遂来诊治。刻下症:偶有头晕不适,腰痛颈硬,眠中易醒多梦,食纳尚可,二便自调。

检查: 舌质暗红,苔黄腻,脉弦滑。血压110/85mmHg。

中医诊断: 子晕(肝风上扰,水不涵木)。

西医诊断: 妊娠高血压。

治法: 平肝息风,补益肝肾。

方药: 天麻钩藤饮加减。

钩 藤15g(后下)	天 麻10g	葛 根10g	黄 芩10g
云 苓10g	陈 皮10g	苏 梗10g	连 翘10g
夜交藤30g	鸡血藤10g	珍珠母30g	生杜仲10g

上方每日一剂,水煎分2次服。

二诊: 服用7剂,血压110/80mmHg,头晕减轻,睡眠好转,仍感腰痛,晨起偶有眼睑水肿,双下肢轻度水肿,舌质黯苔白,脉双寸小滑余沉细,诸症均为肾虚之象,故改方为《中医内科杂病证治新义》天麻钩藤饮减味合沈氏"调肾阴阳方"。

钩藤15g(后下)	天 麻10g	葛 根10g	黄 芩10g
枸 杞10g	野 菊10g	生 地10g	黄 精10g
生杜仲10g	桑寄生10g	生苡仁10g	冬瓜皮10g
生牡蛎10g	川 断10g		

上方水煎服用,两日1剂。

三诊: 续服7剂,血压正常,未有明显不适,嘱其白菊花、莱菔子、生山楂、草决明泡茶服用,平抑肝阳,疏风清热。

未再复诊,后其家人来诊,告知已顺利生下一男婴。

按语:《素问·至真要大论》谓:"诸风掉眩,皆属于肝",此案患者头晕不适,多梦易醒,舌质暗红苔黄腻,脉弦滑均为肝阳偏亢,夹由痰湿之象。故用钩藤、天麻平肝息风。妊娠必须清热利湿,以养其胎,故佐少量清热凉血之药,亦为遵古训"胎前宜清"之意加连翘、黄芩清热安胎;陈皮、苏梗一则安胎,二则使不而不滞;生杜仲补益肝肾以安胎;夜交藤、云苓宁心安神;珍珠母平肝潜阳,重镇安神。肾气不足,腰府失养,故腰部酸痛;肾虚运化水湿无力,泛溢肌肤,则面浮肢肿;舌黯苔白,脉沉细亦为肾虚之象。《女科集略》云:"女之肾脏系于胎,是母之真气,子之所赖也",故用"调肾阴阳方"——枸杞子、野菊、生地、黄精滋补肝肾,补而不腻;生杜仲、桑寄生阴阳双补,增加调肾之力;研究表明黄芩、生杜仲均有降压之效;生牡蛎重镇降逆,潜降肝阳;川断补益肝肾且有安胎之功;下肢水肿加生苡仁、冬瓜皮利水消肿。诸药共用平肝息风,清热安神,补益肝肾,固肾以安胎,故患者顺利生子。

(韩学杰 王凤)

31. 妊娠麻疹(热毒壅闭,麻疹不透)

个人信息: 邱某,女,27岁。

初诊: 2001年7月25日(大暑)。

主诉: 怀孕7月余,麻疹伴高热4天。

病史: 怀孕7月余,近4天来高热39~42℃,口腔多个麻疹黏膜斑,当地西医院诊断为麻疹,恐其伤胎,未敢用药物治疗,嘱其卧床休息,进行物理降温。高热不退,痛苦不堪,遂请余前去诊治。刻下症: 口腔麻疹黏膜斑,不能饮食,高热无汗,头痛欲裂,难以入睡,精神不振,眼睛色红,全身疼痛,小便黄赤,大便不通。

检查: 舌红,苔黄腻,脉弦滑,口腔多处约1mm大小白色点,绕以红色晕圈,体温40.5℃,眼结膜充血。

中医诊断: 妊娠麻疹(热毒壅闭,麻疹不透)。

西医诊断: 妊娠麻疹(出疹期)。

治法: 清热解毒,透疹退热。

方药: 银翘散合升麻葛根汤加减:

金银花10g	连 翘10g	牛蒡子10g	芦 根10g
薄 荷10g(后下)	升 麻10g	葛 根10g	生鸡内金30g
车前草30g	草决明30g	藿 香10g	

上方水煎服,每4小时服一次。嘱香菜根煮水频服,补充葡萄糖生理盐水。辅以大椎穴放血,拔火罐,助其泄热。

服药2小时后汗出,体温39.1℃,精神稍好转,欲饮食,进食稀粥,大便通,晚上体温降到38.5℃。第2天口腔麻疹黏膜斑变小,前胸、后背出现暗红色斑丘疹,瘙痒,体温降到37.1~38.3℃,余症皆减,汤药改为6小时一服。第3天,四肢及手足心疹出,余疹渐消,体温36.8℃,改为日服2次,麻疹消退,未有不适,未再服药。后其告知足月顺产6斤男婴,母子健康。

按语:阎氏《胎产心法》:"妊娠出疹,当以四物加减,而加条芩、艾叶,以安胎清热为主,则胎不动而麻疹自出矣。然热毒蒸胎,胎多受伤……胎落热毒随胎而下,其母存。虽然,与其胎去而母存,孰若子母两全之为愈也。且古人徒知清热以安胎,不思疹未出而即以清热为事,则疹难出而内热愈深,是欲保胎,反足以伤胎也,宜轻扬表托,则疹出而热自清,继以滋阴清解,则于疹于胎两不相碍,不安胎而胎自安矣。"故以银翘散合升麻葛根汤清热解毒,透疹退热,以疹出胎安。

本案特点:①胎前宜清,但不可用碍胃之品,故用银翘散清宣透表,清热解毒,苦寒不伤胃。升麻葛根汤透达疹毒,升麻能解疫毒,升阳于至阴之下,以助发生之气;葛根能解热毒,兼疏营卫,以升发阳气。②沈师认为"胃气为本"是取效之道,《灵枢·五味》云:"五脏六府皆禀气于胃",故用生鸡内金消导开胃。③循沈师孕胎治则三禁:"不可峻下、不可汗、不可利小便",以防伤正,运用升降气机,使邪热从中焦脾胃解。运转中枢,升清降浊,使清阳上升,得以卫外,浊阴下降,得以祛邪。升清药用升麻、葛根,然本患者高热,便干,故用车前草、草决明分利二便,润下不伤正,使热邪从下而解。④藿香为时令用药,清解暑热。⑤辅以香菜根煮水以透疹伍葛根可增效,配合大椎穴放血、拔火罐助以泄热。辨证论治,麻疹得愈,顺利生子,母子健康。

(韩学杰 王凤)

32. 产后发热(痰湿瘀阻,壅遏化热)

个人信息:崔某,女,28岁。

初诊:2009年12月24日(冬至)。

主诉:产后伴发热41天。

病史:患者行剖宫产后41天,持续低热。刻下症:夜间多汗,咳嗽咽痛,食纳不佳,疲倦乏力,睡眠尚可,大便干燥。

检查:舌尖红,苔薄黄,脉沉细。体温37.3~38.5℃。

中医诊断:产后发热(痰湿瘀阻,壅遏化热)。

西医诊断:产褥感染。

治法:祛痰化瘀,清热利湿。

方药:温胆汤化裁。

青 蒿10g(后下)	竹 茹10g	枳 壳10g	云 苓10g
陈 皮10g	石菖蒲10g	郁 金10g	升 麻10g
葛 根10g	连 翘10g	牛蒡子10g	桑 叶10g
芦 根15g	草决明10g	车前草30g	元 参10g

浙　贝10g　　　　紫　菀10g　　生　芪10g　　生内金30g

上方每日1剂,水煎分2次服。

二诊:服用一周后,低热已退,食欲转佳,大便通畅,但仍睡眠梦多,咳嗽咽痒,守法易药,故去青蒿、草决明、桑叶,加珍珠母镇惊安神,桔梗、蝉衣清热利咽,川贝易浙贝增加润肺止咳之力。续服14剂,未再复诊。

按语:《景岳全书·火证》云:"实火宜泻,虚火宜补,固其法也……"本案患者持续低热,咳嗽咽痛,食纳不佳,证属痰热内阻。故用青蒿清退虚热,凉血除蒸,合温胆汤清热祛痰,健脾利湿。加石菖蒲、郁金化湿行气,加强豁痰泄浊之功;芦根、元参清热除烦、止渴生津;升麻、葛根升举阳气,引药上行;连翘、牛蒡子、桑叶清泻脏腑内热,解毒利咽;草决明、车前草分立二便,给热邪以出路;川贝粉、紫菀润肺止咳,为治疗咳嗽有效药对。患者为产后,气血不足,加生芪补气健脾,驱邪外出;痰瘀互根,加丹参以助和血祛痰。诸药合用,祛痰化瘀,清热利湿,驱邪外出,低热可除。

（韩学杰　王　凤）

33. 产后发热(外感风寒,入里化热)

个人信息:刘某,女,28岁。

初诊:2008年9月17日(白露)。

主诉:产后18天,突发高热。

病史:2008年8月26日顺产一男婴,产后2天,感受空调之冷风,忽发右侧面神经麻痹,外用膏药敷贴后,症情好转,尚未痊愈。产后18天,突发高热,体温最高39.2℃。自用生姜红糖水发汗,稍有缓解,而后复热。因正在哺乳,不愿服用西药治疗,遂邀余诊治。刻下症:发热微恶风寒,头项部酸痛不适,口咽干燥,眠差心烦,纳谷不香,脘腹胀满,大便秘结、小便黄赤。

检查:体温38.6~39.2℃,咽部发红,扁桃体不大。舌红苔薄黄,脉弦滑细数。血常规化验:白细胞:11×10^9/L,中性粒细胞83%;尿常规检查(−)。

中医诊断:产后发热(外感风寒,入里化热)。

西医诊断:产褥热。

治法:解肌发表,祛风清热,润肠通便。

方药:柴葛解肌汤加减。

柴　胡9g　　　葛　根10g　　黄　芩9g　　羌　活10g

防　风9g　　　白　芷10g　　蝉　衣10g　　僵　蚕10g

火麻仁10g　　莱菔子12g　　当　归10g　　白　芍10g

上方3剂,水煎服。每日1剂,每剂两次温服。

二诊:服药2剂药后,大便通畅,汗出热退,脘腹胀满缓解,食纳好转。3剂后头项酸痛明显减轻。仍有口咽干燥,眠差心烦。查:咽部正常,舌红苔薄黄,脉沉细。此乃外邪已解,内热已去,阴液未复,心血不足之象。嘱其服用中成药天王补心丹滋阴养血,补心安神。

两周后随访,口咽干燥已除,心烦眠差渐解,面瘫亦愈,停服药物。

按语:《景岳全书·妇人规》曰"产后既有表邪,则不得不解。既有火邪,则不得不清,既有内伤停滞,不得不开通消导"。产后发热,无外内伤与外感两类。概因产妇生产过程中失血伤气,营卫不足。正气亏虚,外感六淫、内伤七情而生此疾患。此例患者,暑月生产,盛夏之时,肌肤腠理大开,感受外邪,邪盛正虚,而发高热微恶风寒。虽自用生姜红糖水逐寒之意不错,然内热未除,腑气不通,固难奏效,用柴葛解肌汤解肌发表,退热生津,辅以通腑泻热之法,给邪出路而取效。其中,柴胡、葛根为君,以解表证。黄芩清泻上焦心肺之热,并泻肝火;蝉衣、僵蚕祛风清热,平抑肝阳兼治面瘫;当归、白芍养血柔肝,活血通经以扶助正气,并可润肠通便,缓解便秘;火麻仁、炒莱菔子润肠通便,消积导滞,通腑泄热,使内生之热排出体外。上述四组,共为臣药,即可辅助君药疏风解表,又可清解内热,主治兼症。紧遵古训"妇人产后宜温"之特点,佐以羌活、白芷、防风辛温发散,祛风解表散寒,既可助柴胡、葛根解肌透邪,又防黄芩苦寒太过,伤及阳气,并加强疏风祛邪,通络止痛作用,兼治面瘫,头项酸痛。综合全方以解肌发表,清泻内热为主,兼以养血扶正,疏肝解郁,润肠通便。3剂药后,热退症减。二诊产妇仍有口咽干燥,眠差心烦等症,结合其舌苔、脉象,辨证当属心血不足,心神失养之象,亦符合产后气血亏虚之说,遂用天王补心丹养血安神,两周即除病症,中医药临床疗效可见一斑。

本案特点:①灵活领悟古人"产前宜凉,产后宜温"的教诲,产后病仍需辨证论治,当用寒凉则大胆用之,但应中病即止,切不可苦寒太过,必要时可选用部分温热药反佐,以防寒凉伤及阳气,如方中用羌活、白芷、防风等辛温之品与苦寒之黄芩同用。②本案通腑泻热不用大黄、芒硝等峻下之品,而用火麻仁、莱菔子、当归、白芍等润肠通便,即给邪以出路,又滋养阴血顾护产妇正气,祛邪扶正同时并用。

(丁京生)

34. 缺乳(气血亏虚,乳脉不畅)

个人信息:李某,女,29岁。

初诊:2010年4月23日(谷雨)。

主诉:产后乳汁量少10天。

病史:代诉患者产后10余天,乳汁稀薄量少,时有不下,乳房不胀,倦怠乏力,食纳不香,睡眠尚佳,二便自调。

检查:经当地中医师检查舌质淡红苔薄白,脉沉细。

中医诊断:缺乳(气血亏虚,乳脉不畅)。

西医诊断：产后乳汁不下。

治法：调理气血，通络下乳。

方药：涌泉散化裁。

穿山甲5g	王不留行10g	炒橘核15g	丹 参30g
生杜仲10g	桑寄生10g	路路通10g	生内金30g

上方每日1剂，水煎分2次服。

服用5剂，一周后其家人来诊，告知患者服用2剂后乳汁自出，奶水自足，现无明显不适。停服药物。

按语：《景岳全书·妇人规》云："妇人乳汁，乃冲任气血所化，故下则为经，上则为乳。若产后乳迟乳少者，由气血之不足，而犹或无乳者，其为冲任之虚弱无疑也。"健脾不如补肾，故用生杜仲、桑寄生补益肝肾，养血以固冲任。王不留行、穿山甲、炒橘核、路路通通经下乳，均为治疗产后乳汁不下常用之品，古有"穿山甲、王不留，妇人服了乳长流"之语。"脾胃为气血生化之源"，加生内金消食健脾，且补而不滞。丹参活血养血，诸药共用，气血充足，乳脉通畅则乳汁自出。

（韩学杰　王　凤）

35. 产后痔疮出血（气血亏虚，气不摄血）

个人信息：王某，女，32岁。

初诊：2008年7月30日（大暑）。

主诉：产后痔疮出血。

病史：素有痔疮，偶有便秘、痔疮出血，自用马应龙痔疮膏缓解病情。2008年6月21日剖宫产一男婴。产后便秘，痔疮出血。刻下症：大便秘结难解，便后痔疮出血，呈滴血或喷射状，血色鲜红，伴肛门肿胀，剧烈疼痛，坐卧不宁，心烦意乱，汗出淋漓。伴有头晕心慌，倦怠乏力，夜寐不安，腹满胀痛。

检查：面色无华，唇爪色淡，舌质胖淡，边有齿痕，苔薄白，脉沉细滑。血压：90/60mmHg。血常规检查：Hb 96g/L。

中医诊断：肠风下血（气血亏虚，气不摄血）。

西医诊断：痔疮出血。

治法：益气养血，清肠止血，润肠通便。

方药：当归补血汤合槐花散加减。

生黄芪20g	当 归12g	仙鹤草15g	炒槐花10g
地榆炭15g	枳 壳10g	生白术20g	女贞子20g
肉苁蓉10g	生首乌10g	百 合10g	合欢皮10g

上方5剂，每日一剂，水煎分两次服用。

二诊：服上药3剂后大便通畅，痔疮出血明显减少，肛门肿胀疼痛减轻，腹满胀痛缓解,睡眠稍有改善。5剂后痔疮出血已止,仍有头晕心慌、倦怠乏力、汗出明显。此乃气血不足,心脾两虚之象。上方生黄芪加量至30g,去炒槐花、地榆炭、生首乌,加煅龙牡各20g,浮小麦15g以加强健脾益气,固表止汗,敛心安神之功,继续服用7剂。

三诊:大便通畅,未发痔疮出血,头晕心慌已除,汗出已解。偶觉倦怠乏力,睡眠欠佳。二诊方去仙鹤草、浮小麦,继续服用,隔日一剂,巩固治疗两周,复查Hb 11g/L。

半年后随访,未复发痔疮出血。

按语:本例患者,痔疮出血发于产后。朱丹溪云:"凡产后有病,先固正气"。故本病治法以益气养血治本为主,兼以清肠止血,润肠通便以治标。标本兼顾,扶正祛邪。①取当归补血汤,益气养血,扶助产妇正气并取"气能摄血"之意,统摄血液运行于脉管之中。遵从中医"有形之血不能速生,无形之气所当急固"的理论。重用黄芪,既能补脾肺之气以壮生血之源,又能补卫外之气而专固肌表为君药。当归味厚,为阳中之阴,具有养血和营之功,与黄芪相须为用,二者配伍,阳生阴长,气旺血生。②仙鹤草又名"脱力草",可以补虚,又能止血,适用于一切血症,标本兼顾,提高疗效。③地榆炭、炒槐花清热解毒、凉血止血、养阴润肠,加强止血通便之功。④枳壳、白术行气健脾,助中焦脾胃升清降浊,加强脾之运化功能,畅利枢机,升清降浊。⑤肉苁蓉、生首乌、女贞子补肝肾益精血、润燥滑肠、通便泻热,并防补益太过。⑥生黄芪、白术、防风取玉屏风散之意,健脾益气祛风止汗。⑦煅龙骨、煅牡蛎敛汗安神,兼可止血,一切汗症皆可选用。合方共奏益气养血,清肠止血,润肠通便、固表止汗之效。

另:痔疮出血非属妇产科疾患,但产妇罹患此疾,其辨证、治则、用药则应抓住"产后气血亏虚"这一病因病机及"产后宜温"这一用药特点,不可过用寒凉之品。故本例患者不用丹皮、赤芍、大黄等寒凉之品凉血止血、泻热通便,而以当归、肉苁蓉、女贞子等温润之品,润肠通便。

(丁京生)

36. 乳腺增生(肝肾不足,冲任失调)

个人信息:朱某,女,24岁。

初诊时间:2005年5月19日(立夏)。

主诉:乳腺增生切除术后半年反复发作,伤口流脓2个月。

病史:患者半年前右乳胀痛流脓,每月发作1次,于某院行乳腺增生切除术,术后2个月增生复发,伤口流脓。故来我院门诊求治。刻下症:伤口多在月经前流脓,色黄质稀,乳房胀痛,腰膝酸软,疲乏无力,月经量少。

检查:舌淡红,苔薄白,脉沉细,右乳房有一约2.5cm×1.5cm大小包块。触诊: 右侧乳房外下象限有核桃大小肿块,左侧有黄豆大小包块,质韧不硬,推之上移,压之作痛。

中医诊断: 乳癖(肝肾不足,冲任失调)。

西医诊断: 结节性乳腺增生。

治法: 滋肾养肝,调理冲任,排脓散结。

方药: 杞菊地黄汤合菖蒲郁金汤加减。

枸杞子10g	野 菊10g	生 芪15g	当 归10g
生 地10g	黄 精10g	桑寄生10g	生杜仲10g
知 母10g	石菖蒲10g	郁 金10g	连 翘10g
浙 贝10g	车前草30g	生牡蛎30g	生苡仁10g

上方每日1剂,水煎分2次服。

二诊: 连服7剂后,腰酸乏力减轻,仍有流脓,胸闷纳呆,舌暗红,苔黄腻,此为肝肾不足,而痰浊显现,方改经验方"祛痰汤"加连翘、炒橘核、川楝子、元胡、生牡蛎、丹参、丹皮、浙贝、生苡仁、车前草、公英。

三诊: 服用14剂后,乳房胀痛减轻,乳房增生结节变软,腰酸乏力,舌暗红,苔薄黄,此为痰浊已去,肝肾不足之象,故方改为一诊方加减,并嘱3煎后放20粒花椒外敷乳房。

四诊: 服用14剂后,右侧乳房增生结节缩小到枣仁大小,伤口愈合,未再流脓,左侧乳腺增生消失,腰酸乏力消失,舌暗红,苔白腻,主方改为四君子汤加桑枝、天花粉、升麻、山慈菇,方中用太子参代替人参,补而不过。

五诊: 服用21剂后,伤口未破裂流脓,舌质黯,苔薄白。

六诊: 继服3个月后,右侧乳房增生结节消失,伤口愈合完好,复查B超: 未见乳腺增生。病情平稳,无不适,故停服汤剂,改口服杞菊地黄胶囊巩固疗效,每日3次,每次5粒。

按语:《妇科玉尺》:"妇人平日水养木,血养肝,未孕为月水……皆血也。今邪逐血并归于肝经,聚于膻中结于乳下,故手触之则痛。"本案患者见腰膝酸软,疲劳乏力,月经量少等症,此为水不涵木、肝肾阴亏之证,经行则阴血愈虚,经脉失养则不通,故而疼痛加重,舌暗红,苔黄腻,兼有痰瘀证,而见虚实夹杂之象,故投"杞菊地黄汤"合"菖蒲郁金汤"加减。在治疗上以调理肝肾为主,辅以理气活血、通络散结、祛痰活血、排脓止痛。用药特点: ①调肾阴阳方,调节甚至阴阳,提高免疫功能。②生芪、当归、丹参补气养血、托毒外出; ③炒橘核、山慈菇、夏枯草、生牡蛎、连翘、浙贝等品交替使用,而达到疏肝理气和软坚散结之效,全方补益正气,兼祛痰活血,驱邪外出,使反复发作的疾病得以解除。

(韩学杰 汪永鹏)

37. 乳腺增生（阴阳两虚，乳络不通）

个人信息：孙某，女，26岁。

初诊时间：2013年6月28日（夏至）。

主诉：双侧乳房胀痛2年余。

病史：双侧乳房胀痛已逾2年，经前尤甚，经少色淡。伴神疲乏力，腰酸背痛，纳便尚调。中成药无效，门诊求治。

检查：触诊双侧乳房内各有核桃大小肿块2枚，压痛不硬，推之可移。苔薄白，质淡胖，脉沉细。

中医诊断：乳癖（阴阳两虚，乳络不通）。

西医诊断：乳腺增生。

治法：调肾阴阳，通络止痛。

方药：补肾活络方加味。

枸杞子10g	女贞子10g	川　断10g	蛇床子10g
补骨脂10g	橘　叶30g	公　英10g	路路通10g
丹　参30g	山慈菇10g	川楝子10g	玄　胡10g
夏枯草15g	浙　贝10g	白花蛇舌草30g	

上方每日1剂，水煎分2次服。

二诊：连服14剂。正值经潮，量已增多，乳胀反轻，肿块变软，精神好转，腰酸依存。法证对应，再增调肾之品，上方加菟丝子10g，生杜仲10g，桑寄生10g，平时每晚服1煎，经前起至经净止，每日1剂，水煎分2次服。

3个月后复诊诉经事已调，乳痛已除，腰酸已解，B超检查未见肿块。

按语：常规治乳癖，注重疏肝理气，活血软坚，殊不知增生之因系内分泌紊乱所致，同中医的肾亏相关。再观本案患者无胸胁胀满、心烦易怒等肝郁气滞之象，而见神疲乏力、腰酸腿软等肾亏之征，故其治疗应以调肾为主，再佐疏肝活血方能奏效。祖传"补肾活络"法由10味组成，为增效再加调肾的菟丝子、生杜仲、桑寄生，止痛的金铃子散。消乳癖的浙贝、夏枯草和白花蛇舌草相得益彰，收效更显。经期消乳癖更效，故改为每日1剂，消乳癖应缓图，本案服药3个月方显功。

（沈　宁）

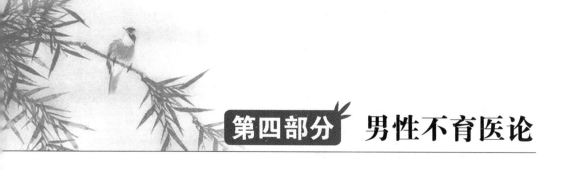

第四部分　男性不育医论

按照世界卫生组织（WHO）界定，男性不育是指夫妇婚后同居两年以上，有正常的性生活，未采用避孕措施，女方检查正常，由男方原因引起的女方不能受孕。对生育的重视是民众的传统意识，甚至将其视为孝道的核心。在《灵枢·邪客》中言道："地有四时不生草，人有无子，此人与天地相应者也"，地有不毛之地，人有不育之人，此病自古有之，必须客观了解这类疾病。此病有"不育""无子""不嗣""艰嗣"等称谓，探索其成因和治疗方法，梳理出诊疗思维和模式，历代医家为此付出了不懈的努力，并形成诸多的观点和治疗方案。在中医典籍中多有论述，但多为散见，未成系统，从病因到病机，从食物到药物，以及不良的生活习惯均有论述，所以系统概括中医对男性不育认识的思维和治疗模式，对临床治疗有现实的指导意义。从现代男科学的角度着眼，导致男性不育最常见的病症是少精症、无精子症、精子活力低下、死精子症、畸形精子症、精液不液化、脓精症、免疫性不育症以及性功能障碍、精索静脉曲张等。本部分着重从以下几方面阐述中医对男性不育诊疗思维和模式。

1. 男性不育的发展源流与沈氏诊治的脉络

中医对男性不育症的认识已经历两千余年，可谓由简入繁、由浅入深的认识过程。早在《易经》："第三卦屯水雷屯坎上震下屯：元，亨，利，贞，勿用，有攸往，利建候……九三：鸿渐于陆，夫征不复，妇孕不育，凶；利御寇"。此处的不育泛指夫妇的不能生育，而不是特指男性，但这是"不育"病名的最早记载。《山海经·中山经》中就有"鹤鸟食之宜子孙""鹿蜀佩之宜子孙""圆叶而白附，赤华而黑理，其实如枳，食之宜子孙"等许多治疗男性不育与增强男性生育能力的药物记载，然对男性不育病机的清晰阐述则始于《黄帝内经》。

（1）从肾论治，影响深远

《素问·上古天真论》曰："丈夫八岁，肾气实，发长齿更；二八，肾气盛，天癸至，精气溢泻，阴阳和，故能有子……肾者主水，受五脏六腑之精而藏之，故五脏盛乃能泻。今五脏皆衰，筋骨解堕，天癸尽矣，故发鬓白，身体重，行步不正，而无子耳。"男子的生殖能力是随着年龄的增长，而发生发展衰退的。《普济方·胤嗣》就明确指出："男女必当其年，男子二八精气溢泻，必三十而娶；女子二七天癸至，必二十而嫁。欲其二气充实，然后交合，交而孕，孕而育，育而

114

寿",说明肾气充实的恰当年龄是保障优生优育的关键。然肾气的充实与否始终是决定生殖的核心,如《素问·上古天真论》提到:"帝曰:有其年已老而有子者何也? 岐伯曰:此其天寿过度,气脉常通,而肾气有余也。此虽有子,男不过尽八八,女不过尽七七,而天地之精气皆竭矣。"此论为肾主生殖的开创之论,男性的生殖取决于肾气充盈的状态。

汉·张仲景在《金匮要略·血痹虚劳病脉证并治》中指出:"男子脉浮弱而涩,为无子,精气清冷。"分析脉症当为肾阳虚导致的男性不育,是在《黄帝内经》的基础上进一步深化男性不育的病机。

其后的医家也有类似的论述,隋·巢元方于《诸病源候论》中言:"丈夫无子者,其精清如水,冷如冰铁,皆无子之候",唐·孙思邈在《备急千金要方卷》亦云:"凡人无子,当为夫妻俱有五劳一七伤。虚羸百病所致,故有绝嗣之殃。夫治之法,男服七子散。"历代医家关注男子不育的发生,总体认为以肾精所起的作用为主导,其病机以肾虚为核心关键。

(2)多病因阐述,趋于成熟

《医述》中指出:"人生子嗣,虽曰天命,岂尽非人事哉! 有男不能生子者,有女不能生子者。男不能生子者有六病……六病维何? 一精寒,二气衰,三精少,四痰多,五相火盛,六气郁",其将男性不育的病因扩展到六方面。并对不育的病机分门别类地阐述:"精寒者,虽射入子宫,女子胎胞不纳,故随受而随堕矣。气衰者,则不能久战,男精已泄,女精未交,何能生物? 精少者,虽能射入,而精衰薄,故随入而随出矣。痰多者,湿多也,湿多则精不纯。相火盛者,过于久战,女精已过,男精未施,及男精施,而女兴已寝。气郁者,肝气抑塞,则怀抱忧愁,何能种玉蓝田、毓麟兰室?"提出治法:"故精寒者温其火,气衰者补其气,痰多者消其痰,火盛者补其水,精少者益其精,气郁者舒其气,则男子无子者可以有子,不可徒补其相火也"。从病因到病机及治法,是对《黄帝内经》以来"肾主生殖"的突破和发展。

《医方考》对湿邪导致的不育则有缜密的分析:"此六物者,湿热之品也,取之者何? 凡人艰嗣者,多有下虚,而胃中之湿袭之,内生胞痹、肾痹、白滞之疾,故令精寒而不嗣也。能于此数物酌而用之,则痹去而宜子矣",此为寒湿困遏肾中阳气,不能温煦肾精,而致精寒不育。在《黄芩黄连黄柏栀子考》一文中:"世人谓精寒者不宜嗣,辛以温暖之剂主之,此不可执也。盖天地冲和而万物发育,朔方寒胜,固令不毛。南服蒸炎,亦令焦土。明于精寒不嗣,昧于血燥不胎,非良手也。故述芩、连、栀、柏,以为广嗣者告,能令气血冲和,则生生之道矣",此处所谈的不育当为湿热所致。

《张氏医通》则从肾虚痰盛阐述:"炼真丸治高年体丰痰盛,饱饫肥甘,恣情房室,上盛下虚。及髓脏中多著酒湿,精气不纯,不能生子者,服之并效"。炼真者,煅炼精气,使之纯粹也。故方中专以大腹皮佐黄柏、茅术涤除身中素蕴湿热。则香、茸、茴香不致反助浊湿痰气,何虑年高艰嗣哉?《辨证录》:"男子身体肥大,必多痰涎,往往不能生子,此精中带湿,流入子宫而仍出也。夫精必贵纯,湿气杂于精中,则胎多不育,即子成形,生来亦必夭殇,不能永寿者也"。解读其病机为:"凡人饮食,原该化精而不化痰,今既化为精,如何有湿气入之?不知多痰之人,饮食虽化为精,而湿多难化,遂乘精气入肾之时,亦同群共入,正以遍身俱是痰气,肾欲避湿而不能也。湿既入肾,是精非纯粹之精,安得育麟哉"。提出治法与方药:"治法必须化痰为先。然徒消其痰,而痰不易化,盖痰之生,本于肾气之寒;痰之多,由于胃气之弱,胃为肾之关门,非肾为胃之关也……故治痰必当治肾胃之二经,健其胃气而痰可化,补其肾气而痰可消矣。方用宜男化育丹"。

《辨证录》提出血亏不育:"男子有面色痿黄,不能生子者,乃血少之故也……惟是血不能速生,必补其气,盖血少者,由于气衰,补气生血又何疑乎,方用当归补血汤"。《校订愿本医话良方·疡科》则对性传染疾病对不育的影响有所认识:"霉疮治不得法,不但一身为害,而且殃及妻儿,甚有不嗣之虞。"

（3）沈氏诊治不育的脉络

沈绍功教授是中国中医研究院博士生导师,主任医师,是国家第三批名中医学术继承人导师。系上海大场枸橘篱沈氏女科第十九代传人,沈氏女科是流传悠久的重要医学流派,为全国第一批中医学术流派传承工作室建设项目。自沈氏十八世沈宗麒始,不只局限于女性患者,男性患者也纳入了诊治范围。沈绍功教授在不孕不育症诊治中,不仅对妇科深有体会,对男子不育症的治疗也有独到的见解。在继承中医药传统理论的同时,在学术上提出了颇多创新观点,创建了"病证相配单元组合式分类辨证诊断法",提出了男性不育的诊疗路径。以沈绍功"单元组合辨证分类法"辨治男性不育的临证特色为基础,依据调肾为基及增效之健脾、清心、润肺、清胆、利湿五项法则,并结合西医学治疗不育症研究成果,凝练沈绍功诊治不育学术思想与特色,形成能够代表沈绍功学术思想与特点,并切合中医临床的男性不育规范性诊疗方案,并在一定范围内得以推广应用。

2. 祛湿为男性不育治疗的首要方法

将祛湿确定为治疗男性不育的首要方法,是基于两方面的思考。一是湿邪的存在,因其特性可导致不育;二是湿浊内盛,积聚成痰,使医者不能展开进一步有效的治疗,尤其是补肾法的应用。

湿为阴邪,易阻遏气机,损伤阳气。"湿阻阳郁",湿邪闭阻清阳之通道,可现脾阳亏虚而运化乏力、肾阳不足而通达无力等。肾阳被湿邪所郁,则如《医方考》言:"凡人艰嗣者,多有下虚,而胃中之湿袭之,内生胞痹、肾痹、白滞之疾,故令精寒而不嗣也",肾中阳气被郁,不能温煦肾精,而致精寒不育。据此《诸病源候论》亦云:"丈夫无子者,其精清如水,冷如铁,皆无子之候",均知肾阳虚可导致精寒不育,然而肾阳被湿邪所郁,同样可以导致本病。

《医述·求嗣》中提出:"湿多则精不纯",是导致男性不育的原因之一。湿性趋下,易伤阴位。脾主运化水湿,湿邪留滞体内,常先困脾气,使脾阳不振,运化失职,水湿停聚,其病多出现于下部,留注下焦,阻于肝脉,伴有阴囊潮湿,阴囊潮湿可直接导致阴囊温度升高,正常精子的产生需要阴囊的温度低于体温1~1.5℃,这是精子产生的最佳身体环境。如果温度升高,可直接影响精子的产生和数量及精子的获能和活力。所以用四妙丸和温胆汤清利下焦湿邪,改善阴囊出汗的症状,从而改善精子的质量,治疗弱精症、少精症。

3."不可一味壮阳"的内涵

对不育的认识首先责之为肾精的亏耗,此观点至今对临床有指导意义,肾精的盈亏直接影响生育功能。早在《黄帝内经·上古天真论》中就有这样的论述:"二八,肾气盛,天癸至,精气溢泻,阴阳和,故能有子;……七八,肝气衰,筋不能动,天癸竭,精少,肾藏衰,形体皆极;八八,则齿发去……今五藏皆衰,筋骨解堕,天癸尽矣。故发鬓白,身体重,行步不正,而无子耳",它通过年龄的递增阐述了天癸至到天癸竭的演变,以及肾精从盛到衰的规律,及其对生育功能的影响,所以填精补肾是治疗男性不育的根本法则。"肾藏精",男子以肾为本,肾亏是不育的重要病因,故不育治当补肾。补肾重在调其阴阳,"善补阳者必于阴中求阳",温阳药中酌加仙灵脾、蛇床子、补骨脂、菟丝子。温阳药中要避免温燥的附片、肉桂、仙茅、阳起石等,因为温燥之品虽然利于振奋肾阳,但易于损耗肾阴,应当换用温润的仙灵脾、蛇床子、补骨脂、肉苁蓉、巴戟天。补肾法以杞菊地黄汤为主方。为提高疗效需辨证配健脾、清心、润肺、清胆、利湿五法:健脾为培土益肾法,主方四君子汤;清心为交通心肾法,主方交泰丸;润肺为清金滋水法,主方百合固金汤;清胆为降火滋阴法,主方知柏地黄汤;利湿为清利湿热法,主方八正散。

从肾论治,不可蛮补,应当调摄有法,补肾剂的使用必须在湿邪已清除的前提条件下,否则只能带来副作用。补肾当然包括肾阴和肾阳两部分,临床治疗本病当以肾阴为重。《幼幼集》强调滋肾水的重要性,其言:"盖人之得子,全赖肾水。故二八之年,肾气胜,天癸至,阴静阳动即易之,所谓男女构精,万物化生,故能有子。"倡导使用平和之剂,其言"是宜以和平之剂,壮水之源,如人参、当归、地黄、枸杞等药,服之则水滋火降,精满气充,何患无子?"此类补阴药物首选熟地,其性微温平和不伤阳,善补阴血填精,《珍珠囊》言其:"大补血虚不足,通血脉,益气力。"阴生阳长,故常常以"阴生阳长"之法则,治疗肾虚证。亦常取本品与枸杞子、附子等滋阴壮阳药同用,治疗少精症。

调肾之法,在于调摄肾之阴阳平衡,以达阴阳互根、互用之效能。温肾剂不能滥用久服,《名医别录》记载仙灵脾:"丈夫久服,令人无子",此药为温肾阳的佳品,长期使用适得其反,足以说明其危害。《幼幼集》言及男性不育用药亦反对滥用温燥之剂,指出"论种子不宜服热药,世人有无子嗣者,皆谓肾家不足,乃服鹿茸、鹿角胶霜、锁阳、苁蓉、龟板等辈以温肾,不知肾不可温也"。然若因命门火衰,元阳不足为病者,当以辨证为法,因症求之。《竹林女科证治》记载有男子精滑艰嗣、男子阳虚艰嗣、男子阳极艰嗣等症,均为男子元阳不足,或先天禀衰,或劳伤过度,以致命门火衰,其从病证和病机分述肾阳虚不育的证候特征,可酌加温肾药,但必须遵循"善补阳者必阴中求阳"的用药原则。

4."祛痰"是治疗的关键

精液的黏稠度增高和不液化是影响男性生育的主要原因之一。精液以液态排出,并立即凝固成胶冻状,是一种保护性反应,在哺乳动物中基本是以精子栓的方式保护精液不流失,而人类则呈现为精液的凝固和液化。精液凝固是精囊凝固因子的作用,精液液化是由于酶的催化。精液不液化是指精液离体后30分钟内不能液化变为流体状。因物理、化学等因素,或因前列腺炎、精囊炎等原因,改变了精液液化的条件,就会导致精液液化障碍。有学者将其归为中医学"精液稠厚""精浊"范畴。

(1)中医学对精液认识的误区

中医学对主导生殖的物质称为生殖之精,而生殖之精的含义广泛。精液中精子只占极少成分,大部分为前列腺液,前列腺液不具备生殖能力,而中医学对前列腺及前列腺液并无明确论述。与天癸及生殖之精密切相关的物质应该是精子,《素问·上古天真论》说:男子"二八肾气盛,天癸至,精气溢泻,阴阳和,故能有子"。男性发育到青春时期,肾的精气充盛,产生了天癸这种物质,于是男子就能产生精子,性功能和生殖能力逐渐成熟,而有生殖能力。历代一些医家还就储藏生殖之精的器官做过探讨。《灵枢·五音五味》曾指出:"冲脉、任脉皆起于胞中。"对于"胞"的理解,一般认为专指女子胞而言,若此,男子无"胞",冲、任之脉何起?陈士铎明确指出"胞胎为一脏,男女皆有"。张景岳亦说"胞者,子宫是也,此男女藏精之所,皆得称为子宫,为女子于此受孕,因名曰胞"。为与女子胞相区别唐容川则提出"精室"的概念:"男子之胞,一名精室,乃藏精之所",可见"胞"是男女均有的储藏生殖之精的器官。究其实质,唐氏所名"精室"实为男子的生殖器官,包括肾气—天癸—冲任等促使生殖之精生化作用的功能。并无前列腺的功能提示,可见精室绝无前列腺的类似功能。由此可说明精液不液化与天癸、生殖之精无关,可依据中医学"取类比象"的特性,将精液派排出体外、凝固不化的状态,视为痰,归为痰的范畴。

（2）从痰的病因病机认识精液不液化

中医学的痰有两种涵义,即狭义的痰和广义的痰。狭义的痰一般是指肺部渗出物和呼吸道的分泌物,或咳咯而出,或呕恶而出,容易被察觉和理解,故将狭义的痰称之为外痰。广义的痰,是由于机体气机郁滞或阳气式微,或情志不畅,不能正常运化津液,使体液停留积蓄蕴结而成。由于广义的痰不易为人们所察觉,病变和临床症状由内向外者多,故有人称广义的痰为内痰,内痰"变幻百端",因此中医尤其重视内痰。就痰的形成和发病,元代王圭所著《泰定养生主论》指出:"痰之为病,不出六经。六经所属,其非六气乎? 医书以脾为中州,和胃为表里,胃为水谷之海,变化糟粕,灌溉四脏,其气熏蒸上朝肺为华盖,主司皮毛,周流内外,充润百骸,氤氲为荣卫之气,合会为精液之源,随经变化,在肝名津,在肺名液,在心为血,在肾为精,在胃为涎。元和纯粹,谷气相资,升降无穷,髓、脑、涕、唾、精、气、血、液,同出一源,而随机感应,故凝之则为败痰。"其"随机感应",泛指各种致病因素,不同来源的分泌物,因其"随机感应"均可形成败痰,即由肺和气道排除的黏液为痰;鼻腔分泌的黏液为涕;口腔流出的清稀黏液为涎;口腔吐出带泡沫的黏液为唾,同理精液排出体外,因其"随机感应"而凝固不化是为精液不液化,凝固的乳白色胶状物则可视为败痰,是为有形之痰。正常精液的液化,有赖于阳气气化,又依赖于阴阳的协调,阳气不足或过盛,均不能保持正常的液化功能。痰浊停滞易于下行阻滞阳道,即《素问》所谓"伤于湿者,下先受之"是也,阳道阻滞而阳气不得敷布,精液得不到阳气温煦气化,影响液化,《医述·求嗣》亦认为:"痰多"是导致男性不育的重要原因。

（3）对体征、症状的认识和治疗

临床观察此类患者虽年轻气盛,体格健壮,但因素嗜肥甘酒酪,内生湿浊,久而凝聚成痰;贪凉饮冷,后半夜活动,中阳受损,清气不升,水饮不化,水饮与浊物混聚中焦,酿生痰饮;思虑、劳倦过度,脾胃呆滞,运化失职,水津停蓄,聚而为痰,所以具有痰邪致病的特有体征和症状。如:形体大多偏肥胖,舌体胖大或弛纵、舌苔腻滑,两目无神,面色晦暗无光,大便黏腻不爽或夹带黏液,脉象多弦、滑、沉、迟;肢体重着,嗜睡或困顿,呕恶或呕吐痰涎,胸闷憋气,背部作胀。王圭说:"一切痰涎,皆有气味","痰清白者为寒",结合精液排出体外凝结不化的特征,依据"病痰饮者,当以温药和之"的治疗原则,制定了以温阳祛痰为法的处方。炮山甲、鸡内金、浙贝、桃仁、地龙、昆布、威灵仙各10g,泽兰、荷叶、败酱草各15g,生麦芽、生牡蛎、生薏仁各30g,黑附子6g,生麻黄、桂枝各3g。方中炮山甲、鸡内金、浙贝祛痰散结共为君药,黑附子温阳以助痰浊液化,生麦芽、生麻黄、荷叶具有升发、升散、清化之性助精液液化,桃仁、泽兰化瘀利水,昆布、生牡蛎散结以助化痰,威灵仙、桂枝通络化痰,生薏米、泽兰淡渗利湿以杜生痰之源,昆布引药可直达病所。通过长期临床观察,治疗了大量精液不液化患者,均取得了非常可靠的疗效,验证了精液不液化从痰论治的正确性。

5. 特殊药物选择使用

男性不育的通常治法是补肾壮阳,如果舌苔淡薄无腻象,则可着力补肾填精;同时考虑此病多为病程缠绵,即所谓"久病入络"的因素,故选用五子衍宗丸类及一些善于入络的药物治疗,共同达到改善和提高精子质量的功能。

入络药物的选择,以穿山甲和水蛭较适合本证。有记载穿山甲能"通经络善窜,专能行散,通经络,达病所,入厥阴、阳明经……能出入阴阳,贯穿经络,达于营分,以破邪结,故用为使"(《本草备要》)。因穿山甲善能走窜,通经络,使药性平稳舒缓地送达病所,有效避免因大量补肾药的长期使用引发的壅滞等不良作用,获得持续平和的疗效。另外,水蛭功善化瘀通络、破血逐瘀。《神农本草经》言其:"主逐恶血、瘀血、月闭,破血瘕积聚,无子,利水道",此物善入血分,破血力宏,能改善血脉瘀滞。阴器位于阴部,此处气血运行较差,如若长期坐卧,则血脉运行更会受影响,使用此药恰到好处。此类入络药物均药性峻烈,长期使用易伤精耗血,所以临证宜间断使用为佳。

在应用入络药物的时候,宜酌加些血肉有情之品,诚如《黄帝内经·阴阳应象大论》言:"精不足者,补之以味",这可有效防范入络药物耗伤阴血。此类药物可选用鹿角胶和阿胶。《本草经集注》言鹿角胶:"大补虚羸,益血气,填精髓……善助阴中之阳,最为补阴要药",言阿胶善治:"丈夫少腹痛,虚劳羸瘦,阴气不足,脚酸不能久立,养肝气",二者均可益精血。《千金要方》在谈及不育病因时指出:"凡人无子,当夫妻俱有五劳七伤所致",二药又可治虚劳羸弱,足见对此症是有益的,此类药物适宜间断使用以防壅滞。

《医述·求嗣》提出男不能生子者有六病,其中"气衰"为病因之一,分析认为"气衰者,则不能久战,男精已泄,女精未交,何能生物?"人参大补元气为补气药之首,可治"气衰",适合在男性不育症治疗过程中使用,能有效提高精子的活力。李杲曰:"人参甘温,能补肺中元气,肺气旺则四脏之气皆旺,精自生而形自盛,肺主诸气故也",气旺精自生,补五脏益肾精,可达补气生精的效能。

莱菔子这味药是需要提出警示的,朱丹溪言:"莱菔子治痰,有推墙倒壁之功",正因此莱菔子有下气耗血的弊端。经临床观察发现使用本品后,可降低精子的活力,所以临床在治疗男性不育症之精子活力较差时尽量不使用或不可长期使用,以免带来不必要的副作用。

6. 求嗣当需"男女和悦"

以何种心理面对求嗣,也是能否生育的关键因素,涉及夫妻两人的情绪和感情和睦程度。在《医述·求嗣》中指出种子之道有四:"一曰择地。地者,母血是也。二曰养种。种者,父精是也。三曰乘时。时者,精血交感之会合是也。

四曰投虚。虚者,去旧生新之初是也。"这是必要的基本因素,此外心理因素也和生育有密切联系,二者间有着良性的互动性促进和制约关系。叶天士的《秘本种子金丹》提到:"男女和悦,彼此情动而后行之,则阳施阴受而胚胎成,是以有子。"所强调的"男女和悦"是指充分调动愉悦融洽的情绪,是受孕的前提,此种理论现在仍有重要指导意义。

不能生育会直接影响男性的心理活动,患者容易发生心理失衡等不良现象,甚至出现男性性功能障碍,这完全是心理压力大造成的。尤其在临床治疗过程中,患者情感波动较大出现如焦虑、抑郁、心理负重感、恐惧等不良心理。影响夫妇双方婚姻、家庭、相应的社会关系,不良的心理失衡可导致心理危机,这种心理危机势必影响患者生育能力和治疗效果。《医述·求嗣》在谈及男性不育时指出不良情绪的危害:"气郁者,肝气抑塞,则怀抱忧愁,何能种玉蓝田、毓麟兰室?"说明此类患者必须建立有效的渠道缓解心理压力,如医患之间、夫妇双方良好的沟通,了解疾病的本质,建立信心,才能最终解决生育问题。

7. 男子保健聚精有道

"不节"的饮食行为和不良的生活习惯对男性生育有直接的影响,在治疗男性不育的同时要戒除这些不良的行为,以免事倍功半。《胤产全书·男子聚精》中有系统的归纳,较为全面,对当今社会生活行为都有指导意义,其认为保证男性生育功能要聚精有道:"一曰寡欲,二曰节劳,三曰息怒,四曰戒酒,五曰慎味"。寡欲是保精的必须,纵欲过度势必耗伤肾精,而致无子。戒酒和慎味是属于"饮食不节"致病的范畴,《饮食须知·味类》言酒的危害:"久饮过度,令人精薄无子",酒辛温大毒,久饮过度可直接导致不育;《医经原旨·胎孕》甚至从优生优育的视角阐述其害:"多饮者子多不育,盖以酒乱精,则精半非真而湿热胜也"。慎味是指肥厚之味,多食肥厚之味,也容易导致男性生育功能障碍频现。所谓"节劳"泛指各种因素造成的过度劳累,包括工作、学习、生活及运动。现代医学研究显示过度劳累会使精子活力低下,至于息怒应指心理行为,上节已论述,不复赘言。有害的生活习惯是导致男性不育的因素,必须革除,否则会妨碍治疗的顺利进行。

男性不育治疗是复杂的系统工程,需要有步骤分主次,治法当需注重化湿、调肾、祛痰,用药切记入络药物的选择和血肉有情之品的交替断续使用。关注求嗣心理危机的干预及男性生殖保健,才能切实解决男性不育问题,优生优育造福大众生殖健康。

8. 影响男性不育的因素

长期不良的生活习惯会影响男性生育功能,重视男性不育的问题就要关注几个经常被人们忽略细节。阴囊潮湿、过度劳倦、情绪焦虑等现象长期存在会使男性生育功能降低,甚至导致男性不育。

（1）囊汗：阴囊潮湿的症状很多男性朋友都会出现，尤其夏季更明显，当然不是每个出现阴囊潮湿的男性都会发生不育，也不是夏季容易出现不育，但是阴囊潮湿确是导致男性不育的一个因素。阴囊因其位置特殊，散热困难，如潮湿可直接导致阴囊温度升高，正常精子的产生需要阴囊的温度低于体温1~1.5℃，这是精子产生的最佳内环境。如果温度升高，可直接影响精子产生和精子数量以及精子的获能和活力。常见原因有饮酒无度、嗜食冷饮及起居无常、久坐与缺乏运动，上述一个或多个因素，长期无改善的情况会发生阴囊潮湿而影响生育。类似其他原因还有经常使用电热毯、长期穿牛仔裤、洗桑拿浴、长时间骑山地车，这些因素长期存在同样可使阴囊温度升高影响精子的生成及活力。

（2）饮酒：中医学一直以来就非常重视饮酒无度对生育的影响。《饮食须知·味类》中指出："多饮助火生痰，昏神软体，损筋骨，伤脾胃，耗肺气，夭人寿"，品味这段话大意是指酒易助湿化热而引发一系列的病症。同时本书中还明确提出："久饮过度，令人精薄无子"，明言酒的危害。酒辛温大毒，久饮过度可直接导致不育。《医经原旨·胎孕》从优生优育的视角阐述饮酒害："多饮者子多不育，盖以酒乱精，则精半非真而湿热胜也"。研究发现，酒精可以损伤下丘脑-垂体-性腺生殖轴内分泌功能，抑制间质细胞合成睾酮，损害生精上皮，产生生精障碍，导致睾酮降低，升高卵泡刺激素、黄体生成素、雌二醇，使精子密度降低，精子活力降低等。

（3）饮冷及起居无常：长期贪凉饮冷易伤胃阳；起居无常多指后半夜入睡，日久也会伤阳气。寒遏冰伏，积习迁延不节制可累及肾阳亏损，不能温熏阴精，有可能影响精子活力。导致精液不液化，使精子活力下降。精液不液化是导致男性不育的原因之一，有中医学者将其归为"精浊"和"精液稠厚"的范畴。精液正常的液化，依赖于阳气之气化，阳气不足，均影响正常的液化能力，精液无法得到阳气气化温煦，从而抑制液化。

（4）慎味：是指肥厚之味，以猪肉为代表，《食疗本草》言："猪肉，味苦，微寒。虚人动风，不可久食。令人少子精，发宿疹。"肥厚之味，不善生精，只有恬淡之味，乃能补精，建议多食谷类和蔬菜最能养精，能产生一种冲和恬淡之气生精而益人脾肾。现今人们生活条件极大改善，饮酒厚味日益普遍，代谢类疾病多发，影响男性生育功能频现。

（5）久坐与缺乏运动：久坐与缺乏运动会导致局部血液循环减慢，而会阴部血液循环较差，精索静脉的回流缓慢，会影响睾丸的供血，从而影响精子的生成与获能。

（6）过劳：所谓"过劳"泛指各种因素造成的过度劳累，包括工作、学习、生活及运动。劳倦可有两层含义：过度劳累与运动过量。精子在附睾中获得能量,从而具有动能,也就是活力。如果没有节度的劳倦,会消耗过多的能量,从而影响精子的获能,影响精子的活力,所以不妄作劳,在生育过程中也是需要重视的。

（7）情志:情绪焦虑,如强迫症、抑郁、焦虑、睡眠障碍及求子心切,悲观失望和负罪心理,精神压抑,羞耻自卑,自暴自弃等焦虑压抑的情绪会导致激素水平的下降而影响生育。

（8）其他:桑拿浴可使人消除疲劳但同时也会伤害到精子。精子对温度的要求比较严格,必须在34~35℃的恒温条件下才能正常发育,而桑拿浴房内的温度大大高出这个标准,极不利于精子生长或造成精子死亡。

近年来,吸氧作为一种新的保健手段在我国一些城市广泛流行、专家告诫健康人在氧吧吸入超过生理需要的氧气,会在体内与其他物质结合而生成自由基,破坏正常生物膜,干扰酶的活性,累及睾丸以及精细胞的代谢。

电磁辐射的问题是近年逐渐显现的,电磁场可分为天然电磁场,如雷电、地球磁场;辐射电磁场,如雷达、手机等;工频电磁场,如电脑、变电站等。大剂量长时间的辐射可出现性激素分泌紊乱、曲细精管萎缩、生精细胞减少及排列紊乱、成熟精子减少、附睾分泌紊乱等长时间雷达辐射使精子密度、活动率、A级精子百分率显著降低、畸形精子率升高。在高变电站工作的男性,其配偶正常生育减少胎儿先天畸形增高。手机辐射可使大鼠精子活率降低,尾部出现超微结构改变。手机、电脑等人们日常接触的电器电离辐射虽然量较少,是否会对男性生育能力有影响也在研究之中。

某些重金属离子如铅、铝、锰、汞等是常见的工业毒物和环境污染物,大剂量或长时间接触会产生明显的生殖毒性,易积累于睾丸和附睾,造成睾丸间质充血水肿,曲细精管损伤,还可使睾丸间质细胞合成睾酮能力降低,从而导致精子生成减少,畸形精子增多。铅可对睾丸直接产生毒性作用,表现为精子数量减少、畸形率增高、活动力减弱、损害下丘脑-垂体-睾丸生殖内分泌酶活性,使能量代谢障碍,影响前列腺纤溶酶分泌,导致精液不液化。铅所致的生殖系统损害,可累及配偶妊娠及后代,使异常妊娠发生率、流产率、先天畸形率增高。

吸烟是男性不育的重要危险因子之一。烟雾中含尼古丁、一氧化碳、锡、铅等大量有害物质,可直接毒害睾丸、附睾,产生大量活性氧自由基（ROS）损伤精子DNA或破坏精子膜引起精子活率及活力下降,使睾酮分泌下降,释放儿茶酚胺使血管收缩造成性腺缺血,诱导精子基因突变等。研究认为吸烟可导致精子DNA链碎裂、圆头精子增多等,也对精子的运动参数产生影响。

病毒感染也可引起不育。一组63名不育男性中有5名巨细胞病毒阳性、精子数、白细胞与未感染者相比有显著差异,巨细胞病毒感染可能与免疫性不育有关。目前大多认为青春期或之后感染腮腺炎病毒可并发睾丸炎导致不育。精浆中抗流行性腮腺炎病毒IgG抗体阳性率与精子密度呈负相关。弓形虫速殖子对精子运动有明显影响,认为弓形虫感染可能是男性不育的原因之一。

一项研究认为,长时间接触汽车废气会使男性精子质量下降,从而影响男性的生育能力。意大利那不勒斯大学的研究人员对85名在高速公路收费站工作的男性进行了研究,他们中有71人已婚,但其中有7人婚后没有生育后代。研究人员表示,按受调查者的精子数量与同一地区其他中青年男性没有差别,但精子活力减弱。男性每天暴露在汽车废气环境中6小时,体内的雄激素水平不会发生改变,但精子的活动能力却会下降,从而影响受精能力。约13%的不育症是由于男方精子数量和质量异常造成的。男性精子数若少于2000万/ml,则生育力极差。精子活力减弱、形态异常也会影响男性的生育能力。研究人员说:"这部分男性长期在高浓度的一氧化氮、一氧化硫、二氧化碳和铅等汽车废气环境中工作,而一氧化氮和铅最容易影响精子质量"。

9. 阳痿论治

不育的发生虽然精子的密度和活力是主因,但阳痿的存在毕竟是干扰因素。沈老师认为阳痿不能专投温燥的阳起石、锁阳、仙茅等品,仍应辨证论治。阳痿有五个证类。

（1）湿热下注证

主症: 阴囊潮湿,纳差腹胀,苔腻脉软。

主法: 清利湿热。

主方: 四妙丸、滋肾通关丸。

主药: 苍　术10g　　生苡米15g　　黄　柏10g　　知　母10g
　　　川牛膝15g　　车前草30g　　川楝子10g　　泽　兰10g
　　　莱菔子10g　　白花蛇舌草30g　　肉　桂3g

（2）肝郁血瘀证

主症: 阴囊胀痛,胁胀忧愁,舌下脉络显现,脉弦涩。

主法: 理气活血。

主方: 少腹逐瘀汤。

主药: 柴　胡10g　　玄　胡10g　　川楝子10g　　丹　参10g
　　　赤　芍10g　　橘　核10g　　红　花10g　　菖　蒲10g
　　　郁　金10g　　苏　木10g　　王不留行10g

（3）营卫不和证

主症: 背寒囊凉,半侧出汗,舌苔薄白,脉细弦。

主法: 调和营卫。

主方: 桂枝龙牡汤。

主药：桂　　枝10g　　白　芍10g　　生龙骨30g　　丹　参30g
　　　柴　　胡10g　　葛　根10g　　川　断15g　　生牡蛎30g
　　　小茴香10g

（4）阴阳失调证

主症：腰酸囊坠，肢凉腿软，心烦失眠，舌质淡苔薄黄，脉沉细。

主法：调整阴阳。

主方：二仙汤。

主药：仙灵脾10g　　知　母10g　　黄　柏10g　　当　归10g
　　　补骨脂10g　　蛇床子10g　　川　断15g　　泽　兰10g
　　　白　芍10g　　旱莲草10g

（5）肾阳衰弱证

主症：形寒腰酸，囊凉且坠，神疲纳差，舌质淡胖苔薄白，脉沉细，尺脉弱。

主法：温补脾肾。

主方：金匮肾气丸。

主药：蛇床子10g　　菟丝子10g　　生　地10g　　黄　精10g
　　　乌　药10g　　桑寄生10g　　川　断10g　　女贞子10g
　　　肉　桂5g　　　生杜仲10g

附论：

阳痿"痰瘀互结，毒损宗筋"理论思维与创新

历代医家论治多从五脏及痰湿、气血等方面着手，然临证时会发现有些病历虽经治疗，但效果不佳。近年来，因饮食结构的改变，代谢类疾病的发病率逐年升高。例如患有高血压、糖尿病、肾病等疾病时，易出现性功能障碍，其病理改变主要以血管病变为主，以动脉硬化为病变特征，导致阴茎勃起障碍，此病理过程类似中医痰瘀的形成，痰瘀日久蕴蓄成毒，损害益甚。据此提出阳痿"痰瘀互结、毒损宗筋"的创新理论思维。

1. 前阴者，宗筋之所聚

《素问·厥论》言："前阴者，宗筋之所聚。"然宗筋为何，对其认识当从两个方面考虑，组织结构和生理功能。对宗筋结构的认识，《黄帝内经太素·带脉》指出："冲脉与阳明二脉合于阴器，总聚于宗筋，宗筋即二核及茎也，复会于左右气街，以左右阳明为主，共属带脉，仍络于督脉，以带脉为控带也。"《黄帝内经太素·任脉》言："黄帝曰：士人有其伤于阴，阴气绝而不起，阴不用，然其须不去，其故何也？宫者之所独去，何也？愿闻其故也。岐伯曰：宫者去其宗筋，伤其冲脉，血泻不复，肉肤内结，口唇不营，故须不生。必去者，则知阴核并

茎为宗筋也。"所以宗筋从结构讲包括二核及茎两部分。对宗筋功能的认识，《素问·痿论》言:"宗筋弛纵,发为筋痿",指出阳痿发生的病机是宗筋弛纵,所以宗筋从功能而言是指阴茎。阳痿是功能状态的失衡,其载体是阴茎即宗筋。

依据中医文献有关宗筋和阳痿的记载,通过系统的逻辑分析,可以得出宗筋是阴茎的内在物质载体和功能支撑的结论,宗筋的功能状态直接影响阴茎的勃起功能,探讨影响宗筋功能的因素是解析男性性功能障碍的重要部分。

2. 阳痿者,宗筋纵弛

宗筋纵弛是阳痿的病理基础。《素问·痿论》列宗筋弛纵的病因为:"思想无穷,所愿不得,意淫于外,入房太甚,宗筋弛纵,发为筋痿,及为白淫",可归结为情志和房劳所伤。《景岳全书》对情志致病有阐述:"凡思虑、焦劳、忧郁太过者,多致阳痿。盖阴阳总宗筋之会,会于气街,而阳明为之长,此宗筋为精血之孔道,而精血实宗筋之化源。若以忧思太过,抑损心脾,则病及阳明冲脉,而水谷气血之海,必有所亏,气血亏而阳道斯不振矣"。张景岳认为情志为病,可致心脾两脏的功能失调,不能滋养宗筋而致阳痿。《罗氏会约医镜·论阳痿》也有类似的论断:"是证多由肾经亏损,命门火衰,精气虚冷者,十居七、八。此外又有忧思太过,抑损心脾,则病及阳明,水谷气血之海有所亏伤而致者。"统言之,男子阳痿不起,多为命门火衰,精气虚冷;或以七情劳倦,损伤生阳之气;亦有湿热炽盛,以致宗筋弛缓,而为阳痿者。可见对阳痿的治疗多从五脏和痰湿入手,此类认识直到今天也无太多的改变。为何不以独重宗筋为治疗的切入点,拓展治疗阳痿的思路和验证其有效性?

张景岳提到的"宗筋为精血之孔道,而精血实宗筋之化源",经分析认为有两方面内容:一是宗筋的内部密布孔道,二是孔道实为气血流行和血液停聚的场所,宗筋赖血液流聚以荣养而充盈,若"气血亏而阳道斯不振矣",张氏将宗筋中血液能否充盈以及充盈的程度作为阳痿发生的病因。这与现代医学对阴茎勃起障碍的认识基本一致,阳痿虽然与海绵体中平滑肌纤维、胶原纤维及白膜中弹性纤维的病理改变有关,但作为阴茎组织中与血液直接接触的血管、海绵窦窦状隙,同样在阴茎勃起中起着非常重要的作用。解读清楚宗筋内孔道的病理变化和由此引起的孔道中血流的改变,也就透析了宗筋纵弛的病因。

3. 痰瘀者,胶结难解为毒

痰瘀胶结既久,势必成毒,针对毒的特性,《灵枢·寒热》言:"黄帝问于岐伯曰:寒热瘰疬在于颈腋者,皆何气使生? 岐伯曰:此皆鼠瘘,寒热之毒气也,堤留于脉而不去也",《金匮要略心典》描述:"毒者,邪气蕴蓄不解之谓,阳毒非必极热,阴毒非必极寒,邪在阳者为阳毒,邪在阴者为阴毒也,而此所谓阴阳者,亦非脏腑气血之谓",邪气羁留不去蕴蓄不解是为毒,痰瘀互结日久,胶着难解,符合这一特性是为毒。

在近现代研究中,将高脂血症视为"痰"的病理表现;将血液的高黏性改变视为"瘀"的病理改变,所以脂质代谢和血液流变学改变反映痰瘀病理变化。现代医学认为动脉粥样硬化过程,是动脉内膜先有脂质沉着,继而有纤维组织的增生,甚至形成斑块。这就是痰邪留滞于脉,留驻而不去,血滞不行,痰瘀互结的形成过程,可以阐释痰瘀本质。所谓痰瘀互结,蕴结成毒,此处着意阐述的是脂质代谢和血液流变学改变后对血管内皮损伤的中医理论的认识,利于临床治疗的有效展开。

4. 毒蕴者,入络损宗筋

"久病入络"是中医络病理论的共识,以络病为病机变化的诸多慢性迁延性、难治性疾病的发生发展过程中,体现了"久病入络"的病理演变。络病的病理变化特点是"久病入络",说明络病形成是一个慢性过程,具有时间上的渐进性。是各种迁延难治性疾病发展、传变的普遍特征,正如叶天士所云:"其初在经在气,其久入络入血。"应该指出络病具有时间性、空间性及病变由新至久、由局部至整体的特点,具有由功能失常到络脉结构损害的特点,还有病程缠绵、经久不愈、进展和复发的特点,所以日久毒损宗筋,可蔓延至脑络及肾络、肝络,甚则全身络脉,同时伴有高血压、糖尿病、慢性肾病,甚至损害末梢神经及微血管病变。

阴茎组织中血管、内皮细胞的病理改变与阳痿的关系引起了较多学者的重视。美国医学家莫利与同事研究认为,50岁以上的男子阳痿可能是动脉粥样硬化的标志之一。对某些人来说,可能还预示着有严重的心血管疾病和脑血管疾病。糖尿病、高血压等所引起的阴茎血管硬化而致阳痿,已被证实。研究认为70%以上的糖尿病阳痿患者有血管病变,为弥漫性血管异常,病变中后期可出现毛细血管基底膜增厚,毛细血管扩张,微动脉瘤,晚期阴茎内动脉可出现粥样硬化,管腔狭窄甚则完全闭塞等,发生在阴茎海绵体的动脉病变可致局部组织缺血缺氧。Melxnon通过对阳痿患者的流行病学调查认为血管异常是阳痿的主要原因,常由心脑血管病、糖尿病和动脉硬化所引起。

5. 阳痿者,治则当润宗筋

《黄帝内经太素·带脉》曰:"阳明者,五脏六腑之海也,主润宗筋。"对于此证类阳痿提出以润宗筋为基本治疗法则,所谓"润宗筋"就是指改善宗筋内的血流状况,提高血液灌流程度。通补阳明能润宗筋,然唯通补阳明的提法欠妥。依据"久病入络""久瘀入络"的络病学法则,结合并发症伴动脉粥样硬化的特征,以"痰瘀互结,毒损宗筋"为指导施法用药,临证以桂枝茯苓丸和薏苡附子败酱散为主方,能有效改善症状。

同时注重关键药物的选择,《内经》中提出润宗筋的法则是通补阳明,所以首重补气,以人参为先,李东垣言人参能补元阳,生阴血,而泻阴火;张仲景言亡血血虚者,并加人参。可见人参可大补元气,补阴养血,是通补阳明的首选。入络药物的选择,以穿山甲和水蛭较为适合本证。《本草备要》言穿山甲能"宣、通经络,咸寒善窜,专能行散,通经络,达病所,入厥阴、阳明……能出入阴阳,贯穿经络,达于营分,以破邪结,故用为使"。因穿山甲善能走窜,通经络,使药性平稳舒缓的送达病所,为入络药物的首选。另为水蛭,功善化瘀通络、破血逐瘀。《神农本草经》言其:"主逐恶血、瘀血、月闭,破血瘕积聚,无子,利水道",善能畅通宗筋孔窍,改善宗筋之血供,荣养宗筋。并可根据情况交替使用三七粉等活血药。另肝主宗筋,故选择入肝经的引经药,以利疗效,如橘核、川楝子、葛根等。

所谓"痰瘀互结、毒损宗筋"的思维,首重宗筋的功能改善,摒弃了惯有的思路,通过荣养宗筋而纠正宗筋弛纵,治疗阳痿,能有效改善阴茎勃起障碍。是中医学治疗阳痿习惯思路的新拓展,是在代谢类疾病逐年高发的情况下,对本病新的探索和思考,通过对临症经验的凝练,升华了学术思想,形成新的治疗思维和法则。

10. 早泄论治

长期早泄对患者主要造成情绪的焦虑和心理问题,是导致不育的因素。沈老认为早泄论治也不能一味追求固涩,也应辨证论治。早泄有三个证类。

(1)肝气郁滞证

主症:精神紧张,能入早泄,忧愁肋胀,苔薄白,脉弦细。

主法:柔肝解郁。

主方:逍遥散。

主药:柴　胡10g　　当　归10g　　白　芍10g　　生龙骨30g
　　　菖　蒲10g　　香　附10g　　丹　参30g　　生牡蛎30g
　　　五味子10g　　郁　金10g

(2)痰浊闭塞证

主症:举而不坚,入之便泄,脘胀纳呆,苔腻,脉滑。

主法:祛痰通络。

主方:温胆汤。

主药:竹　茹10g　　枳　壳10g　　云　苓10g　　陈　皮10g
　　　生苡仁10g　　莱菔子10g　　丹　参30g　　生牡蛎30g
　　　芡　实10g　　生山楂10g

(3)肾关不固证

主症:痿软不起,不能入内,碰之即泄,腰酸腿软,苔薄白,质淡胖,脉沉细。

主法:补肾固精。

主方:杞菊地黄汤。

主药: 枸杞子10g　　野　菊10g　　生　地10g　　黄　精10g

　　　 菟丝子10g　　生杜仲10g　　桑寄生10g　　补骨脂10g

　　　 金樱子10g　　生　芪15g

附论:

早泄的诊疗思维与模式

早泄,从病理角度并不是一种病,应该是"习惯性条件反射"或是一种症状,所以单纯的药物治疗是不全面的。早泄一词在中医的典籍中出现过,只是其含义并非指男性性功能障碍,而是指阴精过早外泄。如《竹林女科证治》言:"妇人相火盛,相火旺者,过于焚烧枯燥之土,又苦草木难生,况火盛耐战,男精早泄而女兴未浓,何以成胎,宜一阴煎。"唯"鸡精"一词有类似早泄的含义,《竹林女科证治》:"男子玉茎包皮柔嫩,少一挨即痒不可当,故每次交合,阳精已泄,阴精未流,名曰鸡精,宜壮阳汤"。早泄是男性性功能障碍的常见病,有资料显示,其发病率占成年男性的35%~50%,对于早泄的定义尚有争议,通常以男性射精潜伏期或女性在性交中达到性高潮的频度来界定。通过临床观察倾向于以女性在性交中达到性高潮的频度不低于60%及射精潜伏期不少于5分钟为定义。

1. 病机阐发

情志心理因素是早泄发病的首要因素,《内经》曰:"心者,君主之官,神明出焉",若心气不足则出现心虚胆怯的症状。心虚胆怯是早泄患者常见的心理现象,通常表现为不自信,无法战胜自己的恐惧和焦虑。因为早泄不是病,而是一种习惯,其成因为长期的手淫对大脑中枢产生条件反射,一旦进入婚姻生活,大脑中枢误以为还在手淫状态,因为手淫是以尽快射精为目的;或因为初次性交过度紧张而导致射精过快,久之焦虑、恐惧不能自拔,从而使病情加剧。但无论病情如何严重,心情如何沮丧,只要依据治疗方案逐步实施均可治愈。

早泄的机理为"宗筋拘挛",这是从阳痿的病机"宗筋弛纵"逆向思维反推得出的结论。现代医学认为是病理性神经反射,从一般机理来说,在情绪稳定的状态下,性交时诱发射精的规律,应该是先由性交动作积累性刺激,以及加上来自视、听、触、嗅各方面接受的性刺激,经神经传递汇集到高级神经中枢引起性兴奋,待兴奋积累加强到一定程度时,冲动又传向低级神经中枢脊髓里的射精中枢,由该中枢发布射精指令。如果一个人情绪处于不稳定状态,尤其是处于过分激动、兴奋、紧张、焦虑或忧郁等状态时,高级神经中枢的控制功能便会失调,也就会不按上述正常规律发生,于是出现了早泄现象。从神经生理学的角度分析,人类具有思维记忆、分析和综合等复杂的精神与神经活动。因此,还会在高级神经中枢活动与控制中,出现一种所谓的"痕迹反射"现象。就是说一旦发生早泄,这个现象会化为一种信号,在脑海中留下一种"痕迹",以后每逢性交,一想到早泄问题就会引发这种痕迹反射,结果真的又引起高级神经中枢功能的紊乱,于是早泄反复出现。功能性早泄的最重要原因是在各种不利因素的导致下,形成了一套错误的性反应模式,这在医学上称之为"病理性神经反射"。

2. 治疗路径

我国古代对夫妇性事有着极其丰富的论述和认识,早在《医房指要》就曾总结过此类的性事方法。西医学也有着诸多研究成果,并依据多年的临床经验,摸索出一套切实可行的康复方案,取得了较好疗效。

(1)心理干预:心理治疗是为逐步恢复自信,练就其勇敢无畏的心态。采用满灌疗法,又称"暴露疗法""冲击疗法"和"快速脱敏疗法",是鼓励求治者接触引致恐怖焦虑的情景,坚持到紧张感觉消失的一种快速行为治疗法。著名行为治疗专家马克斯(Marks)在谈到满灌疗法的基本原理时指出:"对患者冲击越突然,时间持续得越长,患者的情绪反应越强烈,这样才能称之为满灌。迅速向患者呈现让他害怕的刺激,并坚持到他对此刺激习以为常为止,是不同形式的满灌技术的共同特征。"此疗法对早泄的治疗,是强制和鼓励患者频繁进入令其恐惧、焦虑、尴尬、不安的环境,增加同房的频率"习能镇惊"是满灌疗法治疗的要诀,从而舒缓患者的心态。

(2)行为调摄:教授其控制射精时间方法。首先要注意的原则是移神、定气、闭天门,此训练目的是使男方在同房时,始终保持清醒的头脑和主导的地位,不因对方的情绪变化而改变。另配合使用间断排尿法、弱入强出、九浅一深等训练方法,能有效控制男方射精时间。

(3)药物辅助:通过药物调整性欲值高低,延长射精潜伏期。男性常见的早泄类型可分为心肝火旺、相火亢盛、心胆气虚、肾精亏虚、痰浊壅盛等5证,宜分类施药。

①心肝火旺证:性情急躁易怒,烦闷口苦,性欲亢进,易于早泄。大多体型健壮、皮肤油垢,或面色光亮如涂油,前阴、腋窝或手足心常有汗液,甚则有秽气,建议施用龙胆泻肝汤类方剂。

②相火亢盛证:易于发生性欲亢进,性要求较强,阴茎容易勃起而发生早泄。多形体消瘦,情绪易于激动,小便短少或黄,大便干燥或秘结,畏热喜凉,五心烦热或日晡微热,喜食冷物或冷饮,建议施用知柏地黄汤类方剂。

③心胆气虚证:这类男性大多形体消瘦虚弱,具有情志变幻无常、性格不稳定、善思考特性,遇事疑虑重重,遇到诸事不顺或环境压力大时难以承受,抑郁不乐,体倦乏力,心慌不安,失眠多梦,遇事害怕,坐卧不宁且非常敏感,易受

自我暗示或他人暗示影响。属于心胆气虚证体质者,平素情绪易波动,善太息,胸闷不舒,多愁善悲,烦躁易怒,性交偶有失败后就会胆怯性交,或在性交时多表现为虽阴茎勃起正常,但是临门即软,不能正常插入阴道。建议施用安心定志汤类方剂。此证类患者心理素质较差,易于在压力环境下不能正常发挥,从而更易发生早泄。

④肾精亏虚证:主要表现为性欲减退,阴茎勃起无力,这种类型多见于中老年人,精神倦怠,体能下降,腰膝酸软无力,可兼见形寒肢冷、精神萎靡,建议施用金匮肾气丸类方剂。

⑤痰浊壅盛证:此类中青年多见,可见体形肥胖,两眼无神,面色无光晦暗,油垢皮肤,前阴、腋窝或手足常有汗液,或有面色光亮,大便夹带黏液或黏滞不爽,肢体沉重,倦怠嗜睡,头眩晕而痛,头重如裹,喜呕吐痰涎,或口苦、口黏、口干不欲饮水,咽喉中似有异物梗阻,吞吐不畅,易惊悸,睡眠欠佳,胸闷憋气,背部作胀,暑湿季节或气候寒暖交替时症状尤为加重,建议施用温胆汤类方剂。

(4)特殊药物:特殊药物的使用是有针对性地提高疗效,首选生石膏。《本草备要》言:"石膏,甘辛而淡,体重而降。足阳明经大寒之药,色白入肺,兼入三焦。寒能清热降火,辛能发汗解肌,甘能缓脾益气,生津止渴"。石膏主入阳明经,而阳明经主宗筋,且早泄的病机为"宗筋拘挛"。石膏辛散解肌,可润宗筋、缓解宗筋拘挛。金樱子、芡实、刺猬皮要随症使用。金樱子涩精固肠,《本草从新》曰:"酸涩平,固精秘气,治滑精,泄痢便数,性涩而不利于气。"李时珍言其:"无故而服以纵欲则不可,若精气不固者,服之何害。"芡实,甘、平、涩、无毒,《本草纲目》言:"止渴益肾,治小便不禁,遗精白浊带下。"刺猬皮降气定痛,凉血止血,治反胃吐食、腹痛病气、肠风痔漏、遗精,《随息居饮食谱》言:"锻研服,治遗精"。此三味药的使用原则是每次选其中1味,每次更换,以利疗效。另可选择交泰丸和桂枝龙骨牡蛎汤,以交通心肾及调和阴阳。

要根治早泄,一定要纠正业已形成的病理性神经反射,重新建立正常的性生理神经反射。早泄从根本上说是射精所需要的刺激阈太低,因此早泄的治疗就是要努力提高射精刺激阈。刺激阈指的是保持一定的刺激时间不变,能引起组织发生兴奋的最小刺激强度,反映了组织兴奋性的高低。它就像"门槛"一样,太低时什么刺激都能跨过去,并引起组织反应,说明组织兴奋性高;太高时很少有刺激能跨越过去,组织也难以发生反应,说明组织兴奋性低。所以,早泄的治疗就是如何保持适度的"刺激阈"。

第五部分 男性不育验案

1. 不育（湿热内盛,肾精亏虚）

个人信息: 罗某,男,38岁。

初诊: 2009年8月25日(立秋)。

主诉: 婚居十余年不育。

病史: 患者婚居十余年,未采取避孕措施未育。平素倦怠乏力,曾喜喝冷饮,有吸烟和饮酒史,为求子两年前已戒,多年来不断治疗,辗转于多家医院,曾服用克罗米芬、抗生素等药物并无疗效。

刻下症: 腰酸疲乏、腿有沉重感,手心潮湿汗出,阴囊潮湿,性功能正常,房事每周1~2次,纳可,睡眠佳,二便正常。

检查: 双脉沉滑,舌淡苔薄黄腻,面色少华。精液常规: 精子密度13×10^6/ml;活率35%;a级和b级均为0。

辨证: 辛辣厚味及烟酒,积热生湿酿痰,湿热蕴结精室,热灼阴精,阴精亏损,或湿热阻滞,气化失常,而致精液异常不育;湿浊客于肾府则腰酸疲乏、腿有沉重感;湿邪注于下焦,阻于肝脉则阴囊潮湿;湿盛则脾虚,运化乏力,水湿内盛泛于四肢则疲乏、手心潮湿汗出。

诊断: 中医诊断: 不育(湿热内盛,肾精亏虚)。

西医诊断: 少精症 弱精症。

治法: 清热利湿,补肾益精。

方药: 四妙丸合五子衍宗丸加减。

苍 术10g	生薏米10g	黄 柏10g	川牛膝15g
车前草30g	陈 皮10g	茯 苓10g	枳 壳10g
竹 茹10g	川楝子10g	蛇床子10g	菟丝子10g
枸杞子10g	五味子10g	车前子30g	王不留行10g
扁 豆10g			

上方每日1剂,水煎分2次服。

二诊: 服药一个月后,腰酸疲乏、面色少华、腿有沉重感、手心潮湿汗出、阴囊潮湿等症状均已消失,体力充沛,心情愉快,脉细,舌淡苔薄。根据患者舌脉,显示湿邪已退,需加大填精补肾的力度。改予桂枝茯苓丸合薏苡附子败酱散加减。

132

熟 地30g	黄 精10g	蛇床子10g	巴戟天10g
生 芪30g	桂 枝10g	莪 术10g	穿山甲3g
水 蛭6g	王不留行10g	败酱草15g	黑附子6g（先煎）
炒薏米30g	木 香10g	砂 仁10g	

上方每日1剂,水煎分2次服。

三诊: 服药一个月后,复查精液常规示: 精子密度52×10^6/ml; 活率83%; a级为52%。患者心情激动,嘱其调节房事频率。又过一月,患者来电,言其妻已怀孕,深表谢意。

按语: 本案特点为先去湿邪,祛邪以扶正; 其次,湿邪祛除后,治法改为补肾填精,提升精子活力。男性不育的通常治法是补肾壮阳,然本案湿浊内蕴,留注下焦,阻于肝脉,伴有阴囊潮湿,所以要清利湿热以利生精。用四妙丸清利下焦湿邪,改善囊汗的症状,从而改善生精的环境; 其间五子衍宗丸的使用是为防止利湿以伤阴,川楝子为引经药,王不留行化瘀以助化湿。考虑肾主生殖,待舌苔淡薄无腻象,则要着力补肾填精以调肾之阴阳; 方中滋阴药的使用易助湿邪,易困遏脾胃,所以用药要加败酱草利湿,用木香、砂仁醒脾开胃。同时考虑此病多为病程缠绵,即所谓"久病入络",故选用桂枝茯苓丸加减和五子衍宗丸及一些善于入络的药物治疗,共同达到改善和提高精子质量的作用。

2. 不育(痰瘀互结 毒损入络)

个人信息: 张某,男,37岁。

初诊: 2010年2月17日(大寒)。

主诉: 婚居5年余不育。

病史: 曾婚居5余年未育离异,之后再婚。平素身体状态尚可,暑热季节时阴囊时有潮湿,余纳可便调,睡眠佳,无吸烟和饮酒史。唯患者因多年来为求子及婚姻的波折,情绪低沉,情绪忧郁。多年来不断治疗,辗转于多家医院,多次精液检查均为无精子,几近绝望。

刻下症: 患者自述身体状态无任何明显不适,偶有阴囊潮湿,性功能正常,房事每周1~2次,纳可,睡眠佳,二便正常。

检查: 双脉沉细,舌淡边瘀点,苔薄根稍腻,舌底静脉暗黑。精液常规: 无精子。

辨证: 患者累病已久,长期伴有情绪抑郁,肝气郁结较甚,必致瘀血内停,久病入络,瘀甚则痰结,痰瘀互结,胶结不解,日久蕴毒,毒损入络,则现双脉沉细,舌淡边瘀点,舌底静脉暗黑。瘀久化痰湿,注于下焦,阻于肝脉则阴囊潮湿,苔薄根稍腻。

诊断: 中医诊断: 不育(痰瘀互结,毒损入络)。

西医诊断: 无精症。

治法: 祛瘀通络, 补肾益精。

方药: 桂枝茯苓丸、薏苡附子败酱散合五子衍宗丸加减。

蛇床子10g	菟丝子10g	枸杞子10g	五味子10g
车前子30g(包煎)	桂 枝10g	莪 术10g	穿山甲3g
水 蛭5g	败酱草30g	黑附子6g(先煎)	生苡米10g
生 芪15g			

上方每日1剂, 水煎分2次服。

二诊: 服药一个月后, 阴囊潮湿等症状均已消失, 脉细, 舌淡苔薄。根据患者舌脉, 显示湿邪已退, 需加大填精补肾的力度。予五子衍宗丸加味。

生晒参10g(另煎)	阿胶珠10g(烊化)	水 蛭6g	王不留行10g
五味子10g	败酱草15g	黑附子6g(先煎)	炒薏米30g
熟 地30g	黄 精10g	蛇床子10g	车前子10g
生 芪30g	菟丝子10g	枸杞子10g	

上方每日1剂, 水煎分2次服。

三诊: 服药共两个月后, 复查精液常规示: 精子密度22×10^6/ml; 活率34%; a级为8%。患者因曾多次检查均为无精子, 并不确信本次检查的准确性。又以上述两方交替使用, 两个月后再次检查精液常规示: 无精子。据此分析患者睾丸的曲细精管可能有部分损坏, 呈现交替排精的可能, 其自然受孕成功的几率较低, 遂要求患者与其妻子准备试管婴儿, 待检查有精子时立即储备精液。之后断续服药四个月, 后续精液检查有无精子, 也有精子密度达到12×10^6/ml的情况, 患者遵医嘱已储备精液, 并与其妻子做了试管婴儿。一年后患者到门诊道谢, 言其妻试管婴儿成功, 顺产一双女婴。

按语: 本案选择"痰瘀互结, 毒损入络"的思维治疗, 主要是由于病程日久及舌边紫暗或有瘀点、瘀斑等依据。"久病入络"为临床慢性病、疑难病的共有病机, 依据对中医络病理论研究成果的展示, 临床对防治以络病病机变化为主的各种迁延性慢性难治性疾病, 具有重要的指导意义。"痰瘀"是"入络"后在络中的基本病理变化, 它定有征象反映于外, 如面目黧黑、肌肤甲错、脉络暴露、爪甲青紫、舌边紫暗或有瘀点、瘀斑, 脉象涩滞不利, 或胸闷、呕恶、咯痰、苔腻、脉濡滑等, 这是诊断"久病入络"的重要依据。

睾丸白膜增厚并向里延伸, 将睾丸分隔成很多小室, 小室称睾丸小叶。正常男子一般有200~300个小叶, 小叶里面布满了睾丸实质, 是产生精子之处, 称为曲细精管。睾丸小叶呈现为交替排精的现象。本例不除外部分睾丸小叶受损, 而剩余的部分则表现为不规则排精的可能。

依据中医学"痰瘀互结, 毒损入络"的原则, 选用桂枝茯苓丸加减, 其中主药山甲、水蛭入络, 并以薏苡附子败酱散助化瘀通络。并加填精补肾的药物以生晒参、阿胶珠为主药,两组药物交替使用,既能防范山甲、水蛭等入络药物的耗伤肾精,又可达到调肾的目的。

3. 不育(阴阳失调)

个人信息:刘某,男,31岁。

初诊:2014年2月17日(立春)。

主诉:婚居4年余不育。

病史:婚居4余年未育,平素身体无明显自觉症状,偶有囊汗,余饮食、睡眠、二便均可,无遗传病和传染病史。患者于两年前查精液为:精子密度 26×10^6/ml,成活率30%。为治疗曾服用克罗米芬、十一酸睾丸酮及中成药等药物治疗,之后一年内精子密度下降为 5×10^6/ml,成活率8%。为求嗣辗转来到门诊治疗。

刻下症:倦怠腰酸,囊汗,手心热,房事正常。饮食、睡眠、二便均可,其他无明显不适症状。

检查:双脉细,舌淡暗有瘀斑,苔薄。精液检查示:精子密度 5×10^6/ml,成活率8%。

辨证:患者长期口服激素类药物,克伐肾精,肾精亏损,不能滋养肾府则腰膝酸软;肾精不足,日久累及肾阳亏虚,阴阳两虚则手心热,脾主肌肉四肢,脾虚健运不能,湿邪内盛则倦怠、囊汗,双脉细,舌淡暗有瘀斑,为久病入络之象。

诊断:中医诊断:不育(脾肾亏虚,阴阳两虚)。

　　　　西医诊断:少精症　弱精症。

治法:补肾健脾,调肾阴阳。

方药:二仙汤合五子衍宗丸加味。

知　母10g	黄　柏10g	益母草10g	仙灵脾10g
当　归10g	生杜仲30g	桑寄生10g	王不留行10g
枸杞子10g	五味子10g	车前子30g(包煎)	菟丝子10g
生　芪30g	补骨脂10g	川楝子10g	蛇床子10g

上方每日1剂,水煎分2次服。

二诊:服药两个月后,复查精液:精子密度 6×10^6/ml,成活率20%。自觉乏力、腰酸、囊汗均明显改善。分析患者精液检查,精子密度无明显改善,可成活率略有增加,究其原因可能与长期服用激素类药物,久病入络有关。治当调肾阴阳,祛痰化瘀。予二仙汤合桂枝茯苓丸加味。

知　母10g	黄　柏10g	益母草10g	仙灵脾10g
菟丝子10g	蛇床子10g	熟　地30g	砂　仁10g
桂　枝10g	莪　术10g	穿山甲3g	水　蛭6g
王不留行10g	败酱草15g	黑附子6g(先煎)	炒薏米30g

上方每日1剂,水煎分2次服。

三诊:服药两个月后,复查精液:精子密度12×10⁶/ml,成活率60%。效不更方,将上方随症加减,再服两个月,精子密度26×10⁶/ml,成活率64%。

按语:本案患者因长期使用激素导致内分泌调节轴功能失常,所以当以调肾方剂为基础,而不能滥用久服温肾剂。肾为先天之本,藏精主生殖,可见此类不育当以肾虚为基本病机,然而需要谨慎辨别肾之阴阳偏盛偏衰。考虑患者长期使用激素,从调肾之阴阳入手,强调肾之阴阳平衡协调的关系,故治疗以二仙汤为主方,以知母、黄柏滋阴坚肾,仙灵脾、菟丝子、蛇床子补肾温阳,于阳中求阴,而使人体内阴平阳秘,调肾之阴阳平衡,以达阴阳互根、互用之效能,以利生殖。五子衍宗丸的使用是为与二仙汤协调,完善调肾的效能,桂枝茯苓丸和薏苡附子败酱散的选用是为通过达成祛痰化瘀通络的目的,改善生精环境。

4. 精液不液化(肾精亏耗,湿阻阳气)

个人信息:华某,男,35岁。

初诊:2011年8月10日(立秋)。

主诉:婚居4年余不育。

病史:婚居4年未育。因工作经常熬夜,逐渐感到腰酸疲惫,下肢发凉,性欲正常,每周同房2~3次,饮食、睡眠、二便均可。精液检查为精子密度低,精子活力差。为求嗣来到门诊治疗。

刻下症:腰酸乏力,下肢发凉尤以膝关节以下为甚,其他无明显不适症状。

检查:双脉沉细,舌淡胖有齿痕,苔微腻。精液检查示:精子密度16×10⁶/ml,成活率20%。

辨证:肾精亏损,不能滋养肾府则腰膝酸软;肾精不足,日久累及肾阳亏虚则腿凉,脾主肌肉四肢,脾虚健运不能,则倦怠乏力,双脉细,舌淡苔薄为肾虚之象。

诊断:中医诊断:不育(肾精亏虚,脾虚湿盛)。

西医诊断:少精症 弱精症。

治法:补肾益精,健脾益气。

方药:调肾阴阳方合五子衍宗丸加味。

枸杞子10g	野菊花10g	生 地10g	山芋肉10g
当 归10g	生杜仲30g	桑寄生10g	王不留行10g
枸杞子10g	五味子10g	车前子30g(包煎)	菟丝子10g
生 芪30g	茯 苓30g	炒白术30g	蛇床子10g
鸡血藤10g	伸筋草10g		

上方每日1剂,水煎分2次服。

二诊: 服药两个月后,复查精液: 精子密度56×10^6/ml,成活率30%。腰酸乏力、下肢发凉均明显改善,性欲增加。分析患者精液检查,精子密度正常,可成活率依然偏低,故在上方的基础上加仙灵脾10g,补骨脂10g。

三诊: 再服两个月,查精液成活率不增加。对精子的活力造成不利影响的因素,首先是肾气的不足,除此之外,只能是精液液化不良,可患者查精液,均显示已液化。故而考虑到要改善精液的液化状态,增加精液的活力。于是决定从精液不液化的角度治疗,以增效五法中的利湿为原则施治。

炮山甲3g	鸡内金30g	浙 贝10g	桃 仁10g
王不留行10g	昆 布10g	威灵仙10g	泽 兰10g
生荷叶10g	败酱草15g	生麦芽30g	当 归10g
生薏米30g	黑附子6g(先煎)	生麻黄3g	昆 布10g

上方每日1剂,水煎分2次服。

一个月后患者复查精液: 精子密度63×10^6/ml,成活率68%,其中a级为38%。后又经一个月,其妻经查妊娠试验为阳性,确定怀孕。

按语: 本案以调肾和利湿为基本法则,首先用沈氏经验方"调肾阴阳方"为调肾主方合五子衍宗丸加强疗效,阴阳双补,阴阳得调。方中茯苓、白术利湿协同改善腰酸,鸡血藤、伸筋草治疗腿凉,其中伸筋草的使用尤为重要,《本草拾遗》: "主人久患风痹,脚膝疼冷,皮肤不仁,气力衰弱。"此方组有效改善并提高精子密度,然精子的活力改善不明显。依据沈师强调利湿的原则在不育中的重要性,从温阳化湿的角度施治以提高精子的活力,《医述·求嗣》中提出: "湿多则精不纯",方中薏苡附子败酱散为主方,并加浙贝、荷叶化痰利湿,生麦芽、生麻黄升发阳气利湿浊消退,达成治疗目标。

5. 精液不液化(脾肾阳虚,痰湿内蕴)

个人信息: 王某,男,36岁。

初诊: 2008年6月8日(芒种)。

主诉: 婚居10年余不育。

病史: 婚居10年未育。患者婚后夫妻两人先后求学,之后患者到电视台工作两年,半年前开始求嗣未果。经检查精液不液化,精子密度正常,精子活力差,后经友人介绍来到门诊。因在机房常工作至深夜,喜冷饮,尤其偏爱冰镇啤酒。平素身体偏弱,易乏力腰酸,睡眠梦多,阴囊潮湿,大便溏稀,每日2~3次。

刻下症: 腰酸肢重,乏力便溏,房事正常,性欲偏弱,时间较短,喜食冷饮,入睡多在后半夜。

检查: 双脉沉弱,舌淡胖,有齿痕,苔薄腻。精液检查示: 精液不液化。

辨证: 患者素饮食不节,内生湿浊,久而凝聚成痰;贪凉饮冷,后半夜活动,中阳受损,清气不升,水饮不化,水饮与浊物混聚中焦,酿生痰饮;思虑劳倦过度,脾胃呆滞,运化失职,水津停蓄,聚而为痰,而致痰邪内生,故肢体重着,困顿乏力,大便溏稀,舌胖苔腻滑,脉象细弱。痰湿内盛,困遏阳气则现性欲偏弱,精液不液化。

诊断: 中医诊断: 精浊(脾肾阳虚,痰湿内蕴)。

西医诊断: 精液不液化。

治法: 温阳化痰,健脾益肾。

方药: 温胆汤加味。

陈 皮10g	茯 苓30g	枳 壳10g	砂 仁10g
竹 茹10g	木 香10g	菖 蒲10g	泽 兰10g
生荷叶10g	郁 金10g	生麦芽30g	扁 豆30g
金钱草30g	蛇床子10g	仙灵脾10g	补骨脂10g

上方每日1剂,水煎分2次服。

二诊: 服药两个月后,复查精液已液化,精子密度正常,精子活力仍较低。然自觉症状乏力腰酸,大便稀溏均明显改善,性欲增加。分析患者精液检查已液化,但精子活力和成活率不增反降,不符合常规。究其原因可能因长期在机房工作,其电磁辐射较强,影响精子活力,嘱其工作时穿防护服,以观察疗效。处方因时至夏季,加藿香10g。每日1剂,水煎分2次服。

两个月后患者电话回复,其妻经查确定怀孕。后又经数月,来短信告知顺产一女婴。

按语: 本案的重点是关注环境因素对精子质量的影响。患者因精液不液化导致不育,为痰湿困遏阳气,不得温熏肾精,则出现精液不液化。方中以温胆汤利湿,并配蛇床子、仙灵脾、补骨脂助阳以利湿而促使精液液化。此病案的问题是精液已液化但精子活力和成活率不增反降,不符合常规,提示电磁辐射对男性生育的影响。虽然对电磁污染影响精子的密度和活力的程度,没有确定的研究成果,但对睾丸曲细精管的影响是确定和共识。其他如汽车尾气,尤其是使用铅含量过高汽柴油,对精子质量的影响更明显。

6. 精液不液化症(阳虚湿盛,痰浊内蕴)

个人信息: 马某,男,48岁。

初诊: 2006年4月8日(春分)。

主诉: 婚居7年不育。

病史: 婚后7年未育,经检查精液不液化,精子密度正常,精子活力差,曾经中西医多方治疗,未曾获效。并做试管婴儿,亦未成功。患者身体健壮,形体偏胖,自述婚后房事正常,唯现面色无光泽。

刻下症: 困顿乏力,肢体重着,大便黏腻不爽,偏食厚腻,喜冷饮,睡眠时间多在后半夜,房事正常,其他无不适症状,然至今未育。

检查: 双脉细弱,舌淡胖,苔薄腻。经多次精液检查示: 精液不液化。

辨证: 患者素嗜肥甘酒酪,内生湿浊,久而凝聚成痰;后半夜活动,中阳受损,清气不升,水饮不化,水饮与浊物混聚中焦,酿生痰饮;思虑劳倦过度,脾胃呆滞,运化失职,水津停蓄,聚而为痰,而致痰邪内生,故形体多偏肥胖,舌体胖大,舌苔腻滑,两目无神,面色晦暗无光,大便黏腻不爽,脉象细弱;肢体重着,乏力困顿。

诊断: 中医诊断: 精浊(阳虚湿盛,痰浊内蕴)。

　　　　西医诊断: 精液不液化。

治法: 温阳化痰,通络散结。

方药: 薏苡附子败酱散加味。

炮山甲10g	鸡内金30g	浙 贝10g	桃 仁10g
地 龙10g	昆 布10g	威灵仙10g	泽 兰10g
荷 叶10g	败酱草15g	生麦芽30g	生牡蛎30g
生薏米30g	黑附子6g(先煎)	生麻黄3g	桂 枝3g
昆 布10g			

上方每日1剂,水煎分2次服。

二诊: 服药一个月后,复查精液已液化,精子活力正常。面色有光泽,困顿乏力、肢体重着、大便黏腻不爽均有改善。

三个月后患者电话回复,其妻经查确定怀孕。

按语: 精液的稠度增高和不液化是影响男性生育的原因之一。精液以液态排出,并立即凝固呈胶冻状。精液凝固是精囊凝固因子的作用,精液液化是由于酶的催化。精液不液化是指精液离体后30分钟内不能液化变为流体状而言。因物理、化学等因素,或因前列腺炎、精囊炎等原因,改变了精液液化的条件,就会导致精液液化障碍。不液化的精液视为有形之痰。正常精液的液化,有赖于阳气气化,又依赖于阴阳的协调,阳气不足或过盛,均不能保持正常的液化功能。痰浊易于下行阻滞阳道,阳道阻滞而阳气不得敷布,精液得不到阳气温煦气化,影响液化。结合精液排出体外凝结不化的特征,依据"病痰饮者,当以温药和之"的治疗原则,制定了以温阳化痰为法的处方。方中炮山甲、鸡内金、浙贝化痰散结共为君药,黑附子温阳以助痰浊液化,生麦芽、生麻黄、生荷叶具有升发、升散、清化之性助精液液化,桃仁、泽兰化瘀利水,昆布、生牡蛎散结以助化痰,威灵仙、桂枝通络化痰,生薏米、泽兰淡渗利湿以杜生痰之源,昆布引药可直达病所。

7. 不育(肝肾不足,阴阳失调)

个人信息: 焦某,男,36岁。

初诊: 2012年11月22日(立冬)。

主诉: 婚居8年不育。

病史: 患者在收容站工作, 平时较紧张、时有夜班。自述腰膝酸软, 乏力不耐疲劳, 注意力不集中, 精力不足, 工作效率降低。患者于两年前查精液为: 精子密度16×10^6/ml, 成活率30%。曾口服中成药等治疗, 疗效欠佳, 遂来门诊就医。

刻下症: 腰酸乏力, 偶有头晕易烦, 睡眠多梦, 性欲低下, 房事每月1~2次, 二便自调。

检查: 双脉沉细, 舌淡苔薄。精液常规: 精子密度15×10^6/ml; 活率33%; a级为0, b级8%, 面白无华。

辨证: 肾精亏损, 不能滋养肾府则腰膝酸软; 肾精不足, 日久累及肾阳则性欲减退, 肝肾同源, 肾精亏耗, 则肝阴不足, 肝失所养则易烦躁易怒; 肾阴亏虚, 髓海失充, 则头晕; 虚火内扰, 心神不宁, 则失眠多梦; 双脉沉细, 舌淡苔薄为肾虚之象。

诊断: 中医诊断: 不育(肾精亏虚, 肝郁脾虚)。

　　　　西医诊断: 少精症 弱精症。

治法: 补肾益精, 健脾疏肝。

方药: 调肾阴阳方合五子衍宗丸加味。

枸杞子10g	野菊花10g	生　地10g	山萸肉10g
当　归10g	生杜仲10g	桑寄生10g	王不留行10g
五味子10g	车前子30g(包煎)	菟丝子10g	生　芪15g
黄　精10g	川楝子10g	蛇床子10g	

上方每日1剂, 水煎分2次服。

二诊: 服药一个月后, 腰酸疲乏、偶有头晕, 易烦躁等症状均已缓解, 唯觉时有阴囊潮湿, 脉细, 舌淡, 苔薄腻。根据患者舌脉, 显示湿邪存在, 需加大利湿的力度。上方加薏苡附子败酱散调治。每日1剂, 水煎分2次服。

服药一个月后, 体力充沛, 情绪平稳, 复查精液常规示: 精子密度23×10^6/ml; 活率63%; a级为22%。患者信心增加, 嘱其增加房事频率。又过两个月, 患者来电, 言其妻已怀孕, 后产一男婴。

按语: 本案体现了沈老强调的"健脾不如补肾"的治疗原则, 沈老认为肾位于下焦, 在五脏六腑中只有肾具有双性, 既阴又阳, 既火又水, 是人体生命活动的原动力, 也是生殖的本原。脏腑的生理活动包括脾土的运化, 全赖肾气的蒸化。肾精不足影响肾藏精的生理功能, 使生长发育、生殖繁育失调, 缺乏物质基础。肾阳衰弱影响"肾为气根"的功能, 使脾土的运化减弱, 可见肾为人身之主宰。补肾必须调阴阳, 这比健脾更全面, 而且可以克服补气养血之品炎上和碍胃的两大弊端。患者虽然有脾虚的症状, 但在临床处理时更应以调肾之阴阳为根本, 兼顾调理脾胃。

8. 阳痿(痰瘀互结 毒损宗筋)

个人信息: 林某,男,44岁。

初诊: 2012年3月5日(惊蛰)。

主诉: 阳痿半年余。

病史: 患者离异已10余年,为大学教师,平时经常工作到深夜,且平素喜冷饮、嗜肥厚。近期再婚,其妻年32岁。婚后同房不能成功,表现为勃起障碍,或为虽能勃起,但临门即软。患者平素身体尚可,腰酸腿沉,睡眠欠佳,手心时有湿汗出,心情忧郁,饮食、二便可。

刻下症: 婚后房事不能,或阴茎不能勃起,或虽能勃起,但临门即软,每次同房心情紧张、胆怯。自觉腰酸倦怠,睡眠欠佳,偶有心悸,其他无不适症状。虽有过婚姻然至今未育,为求子嗣前来门诊就医。

检查: 舌淡胖,苔薄白,舌底静脉瘀血色暗,双脉细弱,面色黄暗无光泽。血生化检查示: 甘油三酯升高,凝血四项有高凝状态。

辨证: 患者素嗜肥甘酒酪、贪凉饮冷、后半夜活动,日久内生湿浊,中阳受损,清气不升,水饮不化,水饮与浊物混聚中焦,酿生痰饮,久而痰凝血瘀,则现舌底静脉瘀血色暗;脾胃呆滞,运化失职,水津停蓄,聚而为痰,而致痰邪内生,故形体多偏肥胖,肢体重着,困顿乏力,面色晦暗,大便腻不爽,舌体胖大苔腻滑,脉象细弱。

诊断: 中医诊断: 阳痿(心气不足,肾精亏耗)。

　　　　西医诊断: 阴茎勃起障碍。

治法: 益气养心,填精补肾。

方药: 起阴汤加味。

生晒参6g(另煎)	白　术30g	蛇床子10g	川牛膝15g
五味子3g	熟　地30g	肉　桂3g	远　志10g
柏子仁10g	山萸肉10g	王不留行10g	葛根10g
橘　核30g	生苡米10g		

上方每日1剂,水煎分2次服。

二诊: 服药一个月后,同房成功率增加,唯勃起欠佳,脉细,舌淡,苔薄,舌底静脉瘀血色暗。根据患者舌脉,及高脂、高凝状态,则从"痰瘀互结、毒损宗筋"的角度论治,予桂枝茯苓丸合薏苡附子败酱散加减。

桂　枝10g	莪　术10g	穿山甲3g	水　蛭5g
黑附子6g(先煎)	生苡米10g	远　志10g	肉　桂3g
炒白术30g	川牛膝15g	橘　核30g	葛　根10g
败酱草30g			

上方每日1剂,水煎分2次服。

服药两周后,阴茎勃起状态好转。为巩固疗效将上述两方交替使用两个月。半年后,患者陪友人来门诊就医,方知其妻已怀孕16周。

按语:沈老强调阳痿不能专投温燥壮阳等品,要注重辨证论治的治疗原则。清代陈士铎《辨证录》的起阴汤,对此有段精彩的论述:"人有交感之时,忽然阴痿不举,百计引之,终不能鼓勇而战,人以为命门火衰,谁知是心气之不足乎。凡入房久战不衰,乃相火充其力也。阴痿不举,自是命门火衰,何谓是心气不足?不知君火一动,相火翕然随之,君火旺而相火又复不衰,故能久战不泄。否则君火先衰,不能自主,相火即怂恿于其旁,而心中无刚强之意,包络亦何能自振乎。故治阴痿之病,必须上补心而下补肾,心肾两旺,后补命门之相火,始能起痿,方用起阴汤"。沈老有一组治疗阳痿的药物,以蛇床子、川牛膝、王不留行、葛根、橘核为主,是益肾活血疏肝法则的体现。这组药,不仅可改善患者的性功能,而且改善阴茎的勃起硬度。在沈老"痰瘀互结、毒损入络"思想的指导下,以桂枝茯苓丸配合补肾益精之法,不仅治疗阳痿,而且改善阴茎的血供状态,达成了预期疗效。

9. 早泄(肾气亏损,湿扰精关)

个人信息:蔺某,男,42岁。

初诊:2010年6月22日(夏至)。

主诉:早泄1年,加重1个月。

病史:患者于1年前因持续紧张工作,过度劳累,逐渐出现疲劳,虽经休息亦不能恢复,性交维持时间较短,不足1分钟且射精无力。

刻下症:性欲淡漠,腰膝酸软,下肢沉重,头昏蒙感,嗜睡,口干,腹胀尿频,睾丸胀痛。

检查:舌红胖润,苔薄腻,双脉沉细。

辨证:《素问·六节脏象论》:"肾者,主蛰。封藏之本,精之处也"。肾为先天之本,主藏精,既藏先天之精又藏后天之精,为生殖发育之源。患者年界"五八肾气衰"(《素问·上古天真论》),肾气虚弱,命火不足,故射精无力,性欲淡漠;肾阳虚衰,开合失司故尿频;肾气不固,湿邪下扰,封藏失司而现早泄;肾气不足,失于温养故腰膝酸软;湿邪阻于中焦,津不上呈则口干;阻于清阳则有头昏蒙感,嗜睡;注于下焦,阻于肝脉则下肢沉重,睾丸胀痛。舌苔脉象均为肾虚夹湿之象。

诊断:中医诊断:鸡精(肾气亏损,湿扰精关)。

西医诊断:早泄。

治法:益肾疏肝,清热利湿。

方药:二仙汤化裁。

知　母10g　　黄　柏10g　　当　归10g　　仙灵脾10g

蛇床子10g	金樱子10g	泽　兰10g	石菖蒲10g
郁　金10g	桑寄生10g	生杜仲10g	川楝子10g
元　胡10g	野　菊10g	川牛膝15g	生苡仁10g

上方每日1剂,水煎分2次服。

二诊:连服两周后,自觉性欲增强,射精渐觉有力,性交时间延长,唯觉下肢沉重,头昏蒙感嗜睡,口干腹胀等症,无明显缓解,考虑其为脾虚湿困所致,加生黄芪30g,白术15g,泽泻10g,野菊改为菊花10g继服一个月,性交维持时间超过十分钟,体力恢复正常,精神状态佳,无明显不适症状。

按语:《景岳全书·命门余义》:"命门为精血之海……为元气之根……五脏之阴气,非此不能滋,五脏之阳气,非此不能发。"景岳所说的命门实质指肾,说明肾在生命活动中的重要性。此案患者肾气虚弱,命门不足,故仙灵脾、蛇床子、生杜仲、川牛膝、桑寄生补肾壮阳;知母、黄柏坚阴利湿,体现善补阳者必于阴中求阳之深意;生苡仁、野菊、化瘀利湿祛痰,以解脾虚湿困;蛇床子、泽兰调节内分泌,石菖蒲、郁金缓解精神焦虑;川楝子、元胡疏解肝经之郁滞,通达宗筋;金樱子收敛肾精,共达益肾固精,疏肝化湿之效。本案体现沈老论治早泄不一味追求固涩,也应辨证论治的总体思路。

10. 不射精(痰浊壅滞,精窍瘀阻)

个人信息:位某,男,36岁。

初诊:2013年6月5日(芒种)。

主诉:不射精7年余。

病史:婚居7余年,婚后性功能正常,但同房不能射精。其青少年时期有手淫史,频率高,持续多年。平素身体状态尚可,形体偏胖,倦怠乏力,晨起腰酸,膝关节以下有凉感。为求嗣经人介绍来门就医。

刻下症:同房不射精,腰酸肢体困重,性欲较低,阴囊潮湿,大便黏腻,喜食肥腻,至今未育。

检查:舌淡胖,苔厚腻,双脉细弱,面色油垢。B超检查示:睾丸、附睾及精索未见异常。

辨证:患者脾胃虚弱,运化失职,水湿停蓄,凝聚为痰,而致痰湿内盛,故形体偏肥胖,肢体重着,困顿乏力,面色晦暗,大便黏腻不爽,舌体胖大苔腻滑,脉象细弱。湿浊壅盛,客于肾府则腰酸,客于肝脉则阴囊潮湿。痰湿中阻,中阳受损,肾阳被遏则性欲较低,膝关节以下有凉感。痰郁日久则挟瘀,痰瘀胶结,阻于精窍,窍道不利则现不射精。

诊断:中医诊断:不射精(痰浊挟瘀,壅滞精窍)。

西医诊断:不射精。

治法:健脾化痰,祛瘀开窍。

方药: 蒲灰散加味。

生蒲黄10g	滑　石10g	泽　泻10g	茵　陈15g
金钱草30g	陈　皮10g	茯　苓10g	枳　壳10g
竹　茹10g	石菖蒲10g	郁　金10g	莱菔子10g
川楝子10g	王不留行10g	车前子[包煎]30g	白扁豆10g
丹　参30g			

上方每日1剂,水煎分2次服。

二诊: 服药一个月后,同房时尿道口有分泌物流出,但仍无射精,腰酸肢体困重及阴囊潮湿好转,性欲欠佳,脉细,舌淡苔薄腻。根据患者的情况增加针灸治疗,选穴为曲骨、次髎、丹田,每周三次。方药改予蒲灰散合薏苡附子败酱散加味。

生蒲黄10g	滑　石10g	败酱草30g	黑附子6g(先煎)
生苡米10g	生黄芪30g	雄蚕蛾10g	昆　布10g
王不留行10g	车前子10g	威灵仙10g	川牛膝15g
橘　核30g	菖　蒲10g		

上方每日1剂,水煎分2次服。

服药并配合针灸后半个月后,患者同房时已可射出精液,之后为巩固疗效服药并配合针灸两周,以善后。

按语: 明·王肯堂在《证治准绳·杂病·赤白浊门》中有精辟论述:"溺与精,所出之道不同,淋病在溺道,故《纲目》列之肝胆部,浊病在精道,故《纲目》列之肾膀胱部",清·叶天士在《临证指南医案·淋浊》更明确"溺与精同门异路",说明溺道、精道之间即有关联又有不同。西医学认为不射精是因对性兴奋的抑制性加强,尤其是对射精中枢抑制性加强,患者无性欲高潮和射精动作。正常射精是一个复杂的生理过程,是由神经系统、内分泌系统和泌尿生殖系统共同参与的复杂生理反射过程,如果该过程的任一环节发生功能或器质性障碍,均可导致不射精症。中医学并无不射精的病名,蒲灰散专为小便不利而设,《金匮玉函要略辑义》载蒲黄、滑石两味组方治"小便不利,茎中疼痛,小腹急痛",此方具有化瘀利窍的功效,所以选此方通利尿道而影响精道,从而达到治疗不射精的目的。加服温胆汤与薏苡附子败酱散均为能增强利湿的效果,以利瘀阻的化解,同时配伍王不留、菖蒲化瘀利窍。选取针刺曲骨、次髎、丹田等穴,以达到通利精窍的目的。

(贾海骅)